사랑은 치매도 멈추게 한다

사랑은
치매도

노년의 병으로부터
나와 가족의 삶을
지키는 법

멈추게
한다

김동선 지음

샘터

추천의 글

원혜영
웰다잉문화운동 공동대표, 전 국회의원

우리는 이제 초고령사회라는 인류 역사상 한 번도 가보지 않은 길 위에 서 있습니다. 불과 몇십 년 만에 급속히 고령화를 겪은 우리 사회는 치매환자가 옆에 있는 풍경이 곧 익숙해질 텐데도, 여전히 치매를 두려워하고 터부시하며 남의 일처럼 외면합니다. 하지만 치매는 결코 남의 이야기가 아닙니다. 언제든 나와 내 가족의 문제가 될 수 있습니다. 그래서 지금은 치매를 제대로 아는 것, 우리가 가지고 있는 치매에 대한 두려움을 내려놓는 것이 중요합니다.

이 책을 읽다 보면 치매를 단순히 질병으로만 바라보던 시선이 서서히 바뀌는 걸 느끼게 됩니다. 막연한 공포 대신 치매를 올바로 이해하고, 받아들이고 미리 준비함으로써 훨씬 나은 노년의 시간을 가질 수 있음을 알게 됩니다. 나아가 치매환자의 감정이 얼마나 중요한지, 가족과 함께 살아가는 시간이 어떻게 존엄하게 지켜질 수 있는지도 자연스럽게 깨닫게 됩니다. 치매를 피해야 할 대상이 아니라, 함께 살아가야 할 존재로 받아들이게 되면서 우리 사회가 어떻게 변화해야 하는지도 떠올리게 됩니다.

저는 웰다잉 운동을 하면서 늘 강조해 왔습니다. 마지막까지 내 뜻대로 살 권리가 있으며, 그것은 가족에게도 가장 큰 선물이 된다고 말입니다. 치매에 걸리는 것은 복불복처럼 보이지만, 우리의 감정과 환경에 따라 달라집니다. 그래서 치매를 제대로 알고, 빨리 준비하며, 함께 살아가는 방법을 배우는 것은 개인과 가족 모두를 위해 필요한 길입니다.

《사랑은 치매도 멈추게 한다》는 치매를 두려움의 대상에서 준비와 사랑의 대상으로 바꿔줍니다. 노년의 삶을 품위 있게 지키고 싶은 모든 분에게 이 책은 치매와 함께 살아갈 길을 보여주는 든든한 안내서가 될 것입니다.

윤종률
한림의대 명예교수, 전 대한노인병학회·한국장기요양학회 회장

세월의 흐름에 따라 우리는 모두 예외 없이 늙는다. 생물학적 관점에서 보면 세포가 분열할 때마다 세포의 수명에 관여하는 텔로미어telomere가 짧아지므로 사실상 태어난 직후부터 우리는 늙어가고 있다. 신체 기능의 저하 과정이라는 좁은 의미로 해석하더라도 30대 이후부터는 각종 장기의 기능이 서서히 줄어들기 시작하니, 이때부터 우리는 이미 노화 과정에 있다. 그럼에도 아무런 과학적 근거가 없는 65세라는 사

회적 나이 규정 때문에 그보다 높은 연령대가 '쓸모없는 늙은이'로 취급받으며 살아간다. 2025년 현재 1,024만여 명으로 우리나라 전체 인구의 20퍼센트를 차지하는 이 고령자, 그리고 이 중 10퍼센트에 가까운 97만여 명의 치매 노인이 과연 무능력하고 쓸모없는 존재인가? 노인인구와 치매 노인이 지금까지보다 더 급속하게 늘어날 향후 20년을 생각하면 결코 가볍게 넘기지 말아야 할 화두다.

이 절박한 시점에 김동선 사람중심케어person centered care, PCC 실천네트워크 대표가 귀중한 글을 묶어내 이에 대한 해답의 중요한 실마리를 제시하고 있다. 몇 년 전 노인의 건강 및 관리 문제에 대한 강의를 요청받으면서 만난 김동선 대표는 내가 아는 한 노인 돌봄, 특히 치매 노인 돌봄에 대해 사려 깊은 철학적 개념과 식견을 가진 전문 연구자이고 현장 실천가다. 그리고 이미 20년 전에 크리스틴 브라이든Christine Bryden 의《Who will I be when I die?》를《치매와 함께 떠나는 여행》이라는 제목으로 번역한 바 있는 작가이기도 하다.

크게 5개의 장으로 쓰인 이 책은, 1장에서 노화와 노인 그리고 치매에 대한 편견의 문제, 2장 치매의 유형과 관련 요인에 대한 이해, 3장 치매에 걸리기 전후의 대처 문제, 4장 바람직한 치매 돌봄의 접근 방안, 5장 치매 친화적 사회환경 체계에 이르기까지 폭넓고 깊은 지식과 경험을 제시하고 있다.

이 사려 깊은 책을 읽으면서 '노인 의료'에 지난 30년을 집중해 온 의사인 나조차 묵직한 감동과 사유의 깊이를 더할 수 있었다. 기능장애 때문에 집 밖 출입이 어려운 노인들을 찾아 방문 진료를 하는 재택의료 의사로 일하고 있는 지금의 내가 일상적으로 만나게 되는 분들과 그 가족의 모습이 이 책의 곳곳에 그대로 그려져 있기 때문이다.

저자가 언급한 것처럼, 여전히 의사를 비롯한 의료인들은 치매나 뇌졸중, 파킨슨병 등으로 신체적·정신적 기능을 잃은 노인을 대하면 주저한다. 그들은 동시에 고혈압이나 당뇨병, 우울증, 폐질환, 수면장애, 요실금, 욕창 같은 다양한 건강 문제를 가지고 있고, 이 질환 덩어리 환자들은 차마 건드리기 두려운 '절망의 환자'들이기 때문이다. 이렇게 주저하는 사이에 돌봄이 필요한 노인들은 '70세까지 살고 90세에 죽어가게' 된다(70세에 치매 진단을 받는다면 나머지 생은 본인의 것이 아닌 채로 살게 되니까).

이처럼 '절망의 질병'을 겪는 노인에게 의료인이나 돌봄자가 한 걸음 가까이 다가가도록 북돋아 주는 힘이 이 책에 실려 있다. 돌봄의 핵심 역할은 '함께하는 것'이라는 저자의 선언이 감명 깊게 다가온다.

또한 관점의 변화 역시 절망을 희망으로 바꿔준다. 돌봄자 위주의 관점으로 제공하는 과도한 돌봄(저자는 '앞지르는 돌봄'이라고 표현한 돌봄)이 아니라, 돌봄받는 치매 노인의 입장에서 저자가 오랫동안 천착해 온 사람중심케어, 즉 치매에 걸려도 끝까지 남아있는 자존감, 정체성, 주체성 욕구 등에 대한 '감정 케어'를 강조하는 것이다. 이는 '돌봄'이 주요 과제로 떠오른 오늘의 우리 현실에서 아름다운 돌봄의 모습이 어떤 것인가를 제시하는 지침으로 삼을 만하다.

폭넓은 주제를 다양한 사례와 함께 제시하고 있는 이 책, 의료와 돌봄을 제공하는 모든 돌봄자뿐만 아니라 노년기에 접어들었거나 접어들 사람, 이미 기능장애나 인지기능 장애가 생기기 시작해 불안한 분들까지, 더 나아가 바람직한 돌봄 체계를 구축해야 하는 정책입안자들도 꼭 읽어볼 가치가 있다고 생각해 소개하고 추천한다.

박영란
강남대 시니어비즈니스학과 교수

노인복지를 연구하며 60대 중반에 접어든 저에게도 유한한 삶에 대한 성찰은 피할 수 없는 과제가 됐습니다. 김동선 저자의 《사랑은 치매도 멈추게 한다》는 그런 저에게 큰 위안을 안겨주고 노년과 치매에 대한 두려움을 존엄한 삶의 가능성으로 바꿔준 특별한 책입니다.

사람중심케어 실천네트워크를 창립하고 치매 돌봄 현장에서 실천적 지혜를 쌓아온 김동선 저자는 이 책을 통해 우리 사회의 치매 패러다임을 근본적으로 전환시킵니다. 치매를 '극복해야 할 질병'이 아닌 '함께 살아가는 사회적 현상'으로 바라보자는 독창적 제안을 통해 '준비'와 '수용'의 대상으로 받아들일 때 오히려 더 존엄한 삶이 가능함을 보여줍니다. '사랑과 존중이 치매 증상을 완화시킨다.' 이것이 이 책의 핵심 메시지입니다. 뇌과학적 근거와 생생한 현장 사례로 뒷받침된 이 진실은 돌봄이 단순한 서비스가 아닌 관계임을, 치매가 고립이 아닌 연결을 통해 극복될 수 있음을 설득력 있게 증명합니다.

추상적 이론에만 머물지 않는 진정한 실천 가이드인 이 책에는 치매 친화적 사회 구축부터 돌봄 계획 수립, 사전의사결정, 가족 간 소통까지 현실에서 바로 적용할 수 있는 구체적 방법이 담겨 있습니다. '늙고 아파도 나답게 살고 싶다'라는 간절한 바람. 저자의 따뜻한 시선이 담긴 이 책은 그 목소리에 진심으로 귀 기울입니다. 치매에 대한 낙인과 두려움을 줄이고, 사랑과 배려가 돌봄의 질을 결정한다는 메시지는 우리 모두에게 깊은 울림을 줍니다.

이 책은 치매를 두려워하는 중장년에게는 준비의 나침반이 되고, 치매 가족과 돌봄 종사자에게는 위로와 실천 지침을 제공하며, 젊은 세대에게는 인생의 마지막을 의미 있게 살아갈 지혜를 선사합니다. 정부의 제5차(2026~2030년) 치매관리종합대책이 시작되는 이 시점에서, '사랑이야말로 치매를 이겨내는 가장 큰 힘'이라는 이 책의 메시지가 초고령 사회 대한민국에 널리 퍼지기를 바랍니다. 《사랑은 치매도 멈추게 한다》는 우리 모두에게 필요한 교과서입니다.

들어가는 글

치매에 걸리더라도
나다운 해피 엔딩을 꿈꾸며

20여 년 전, 일본에서 노인복지를 공부하던 중 치매를 접하게 됐다. 일본의 요양시설을 견학할 때 직원들은 '치매환자들이 낯선 사람을 만나면 긴장하니까, 조심스럽게 행동해 달라'고 부탁했다. 어떤 시설에서는 치매환자가 직원을 도와 식탁을 차리는 것을 봤다. 어떤 환경에서, 어떤 돌봄을 받느냐에 따라 치매환자의 반응이 극적으로 변하는 것을 목격하게 됐다.

30대 후반의 젊은 나에게 그저 호기심의 대상이었던 치매가 점점 내 삶의 중요한 부분을 차지하게 됐다. 신문기자로 일하다가 늦깎이 연구자가 되고 보니, 치매를 대하는 입장도 달라졌다. 홍

미의 대상에서 연구의 대상이 된 것이다. 최근에는 부모님의 치매를 겪으면서 치매 가족의 아픔도 알게 됐다. 그동안 치매환자가 쓴 책을 번역하고 미술 전시회를 개최하는 등 치매와 관련해 이런저런 활동을 하다 보니, 사람들과 나누고 싶은 이야기가 쌓이게 됐다. 그래도, 내가 아는 치매는 코끼리 다리 한 짝이나 될까 싶지만, 용기를 내어 이 책을 쓰게 됐다.

이 책을 통해 독자들에게 전하고 싶은 것은 다음 세 가지다.

첫째, 노년과 치매에 대한 관점을 바꿈으로써 누구나 노년기를 의미 있게 살아갈 수 있다는 것이다. 65세가 넘었다고 인생 무대에서 내려오는 것이 아니며, 치매 진단을 받았다고 해서 삶이 끝나는 것이 아니다. 누구나 슈퍼 에이저super ager가 될 수 있으며 치매에 걸리더라도 행복한 엔딩 스토리를 만들어갈 수 있다. 이를 위해서는 개인적으로 노년에 대한 수용이 필요하며 사회적으로는 치매에 대한 낙인을 줄이는 것이 필요하다.

우리 사회는 치매에 대한 두려움이 너무 크다. 치매를 병리적인 관점에서만 바라보기 때문에 치매에 걸린 사람은 절망하고, 돌보는 사람은 고단하고, 사회가 지는 부담도 막대하다. 장수의 결과인 치매, 피하기 어려운 질병에 대해 부정과 무능의 꼬리표를 떼

어냄으로써, 누구나 마지막까지 자신의 삶을 살아갈 수 있음을 이야기하고자 했다.

두 번째는 나의 치매를 어떻게 준비하느냐이다. 사람들은 치매에 걸리지 않을 것을 염원한다. 치매 진단은 동전 던지기로 결정되지 않는다. 자기공명영상MRI 사진을 찍으면 5년 전부터 발병 여부를 예측할 수 있다고 한다. 응급실 방문 횟수만으로도 치매 발병을 어느 정도 점칠 수 있다. 어떤 교육을 받았고 어떤 삶을 살아왔는지에 따라 어느 정도 예정된 결과이기에 치매는 평생 살아온 삶의 성적표다. 한편으로는 치매는 차별이 없다. 85세 이상이면 두 사람 가운데 한 사람은 치매다. 그래서, 지금부터는 치매를 극복하기보다 치매에 걸린 뒤의 일을 생각하는 것이 필요하다.

특히 1인 가구의 경우, 치매에 대한 대책이 더욱 절실하다. 독립적인 사람들에게 혼자인 삶은 더 많은 가능성을 주지만, 의존과 도움이 필요한 시기에, 도움을 줄 사람이 없다는 것이 문제다. 그런 면에서 1인 가구는 가족을 대신할 관계와 더 많은 준비가 필요하다. 예방은 치매에 걸리지 않는 것뿐만 아니라 치매에 걸린 뒤에도 자기다운 삶을 유지하기 위해 필요한 일이다. 치매는 마지막 오점이 아니라, 나의 이야기를 마무리하는 방식이다. 지금부터 치매를 준비해 보자.

세 번째로는 치매와 장애를 가진 노인을 어떻게 돌볼 것인지에 대한 이야기다. 치매 케어는 쉽지 않다. 하지만 관점을 바꾼다면, 치매 노인과 즐거운 시간을 보낼 수 있다. 내가 편안해질 때 상대방의 치매 증상도 누그러진다. 이 책에서 치매 케어 방법으로 소개하는 것이 바로 '사람중심케어'다.

사람중심케어는 상대방의 관점에서 생각하며 그 사람의 자기다움을 지지하는, '사랑의 돌봄'을 말한다. 사랑은 그 사람을 온전히 받아들임으로써, 조화를 이루는 것이다. 사랑은 사람을 살리는 힘이 있다. 사랑을 중심 가치로 삼는 사람중심케어는 돌봄의 어려움을 덜어주는 효과가 있음을 알려주고 싶다.

이 책은 다음의 순서로 구성됐다.

1장에서는 노년과 치매에 대한 선입견과는 달리 그 시간들이 여전히 행복하고 의미 있는 시간이 될 수 있음을 설명했다. 노인과 치매에 대해 더 잘 알수록 부정적인 관점을 바꾸는 것이 쉬워진다.

2장에서는 치매에 대해 우리가 꼭 알아야 할 지식 그리고 치매에 대한 기존의 병리적인 접근과 달리 끝까지 자기다움을 유지할 수 있다고 말하는 접근 방식을 소개했다. 부정적인 감정이 치매에 나쁜 영향을 미치며, 사랑이 치매의 가장 좋은 치료제임을 강조했다.

3장에서는 내가 치매에 걸렸을 때의 상황을 미리 살펴봤다. 돌봄을 받아야 하는 시간은 의외로 길며, 혼자서 그 시간을 견뎌야 하는 경우도 점점 늘어나고 있다. 마지막까지 자기다움을 잃지 않기 위한 사전돌봄계획을 소개했다.

4장은 치매 가족과 돌봄을 하는 사람들을 위해 적었다. 치매 증상에 대처하기 위해 그 사람의 감정을 돌보는 것이 중요하다는 점을 설명한다. 또한 진정한 돌봄이란 무엇인지, 사랑을 바탕으로 한 치매 케어가 무엇인지 쉽게 알려주기 위해 실제 일화를 들어 구체적인 감정 케어 방법을 안내했다.

5장에서는 우리 사회가 치매 친화적인 사회로 나아가야 함을 적었다. 치매는 개인, 가족의 문제에 그치지 않고 점차 지역사회, 국가의 문제가 되고 있다. 우리의 노후를 지키기 위해 우리가 함께해야 할 일을 정리했다.

이 책을 읽는 독자들은 치매를 걱정하는 중장년일 수도 있고, 치매 가족이나 치매 케어 종사자일 수도 있다. 치매와는 전혀 상관이 없는 젊은 독자도 있을 수 있겠다. 인생의 어떤 지점에 있든 치매는 언젠가는 우리에게 온다. 치매에 대한 가장 좋은 준비는 치매에 대해 제대로 아는 것이다. 두려워하고 극복해야 할 대상으로 여기기보다, 인생의 마지막 통과의례로 수용할 때 우리는 더 건강해지고 자신의 삶을 더 잘 살아갈 수 있으리라 생각된다. '행복한 마무리'를 원하는 누구에게라도 이 책이 보탬이 되기를 기원한다.

김동선

차례

추천의 글   4
들어가는 글_ 치매에 걸리더라도 나다운 해피 엔딩을 꿈꾸며   10

1장 늙고 아파도 나답게 살고 싶다
노화와 치매에 대해 바로 알아야 하는 이유

01 나이 들면 쓸모없어진다는 믿음   23
02 노년기를 전성기로 만드는 조건   30
03 나이와 함께 먹어야 하는 것, 경험   41
04 우리의 미래를 미워하는 우리들   47
05 늙음에 대한 두려움의 실체는?   53
06 치매에 걸리면 원하는 대로 살지 못한다는 착각   58
07 겁먹지 않는 자에게 치매를 이길 힘이 생긴다   64

2장 사랑은 치매도 멈추게 한다
치매 예방에 효과적인 지식 그리고 감정

- 08 치매에 대한 앎이 노년의 삶을 바꾼다   73
- 09 사실 우리는 이미 치매환자   81
- 10 끝낼 수는 없어도 늦출 수는 있다   89
- 11 사랑하라, 치매가 약해지도록   98
- 12 치매는 나쁜 감정을 타고 찾아온다   102
- 13 회복하라, 고통받지 않았던 것처럼   112
- 14 치매환자를 사랑으로 돌보는 사람중심케어   119

3장 치매에 대한 준비는 빠를수록 좋다
자기다운 노후를 위해 지금부터 해야 할 일

- 15 내가 무엇을 좋아하는지 기억할 것   127
- 16 치매의 문지방을 높여라   135
- 17 친구는 많을수록, 만남은 잦을수록 좋다   143
- 18 나이 들어도 할 수 있는 일 찾기   148
- 19 '기록하기'는 언제나 옳다   154
- 20 내가 마지막에 살 곳은 내 눈으로 확인할 것   159
- 21 사전돌봄계획으로 황혼의 시기를 준비하라   165
- 22 내 옆을 지킬 이들에게 당부 전하기   174

4장 치매에 걸려도 가족과 함께할 수 있다
감정 케어로 지키는 나와 가족의 삶

- *23* 사랑이 싹트는 돌봄의 과정   185
- *24* 서로 힘들어지는 돌봄 모두 편안해지는 돌봄   190
- *25* 마음이 가까워지는 치매 공식   195
- *26* 사랑을 준다고 착각하기 쉬운 돌봄   200
- *27* 치매가 감정을 없앤다는 오해   204
- *28* 감정 케어의 원칙 1 몸과 마음을 편안하게 해줄 것   213
- *29* 감정 케어의 원칙 2 성숙한 관계를 맺을 것   219
- *30* 감정 케어의 원칙 3 상대방의 생애사를 이해할 것   226
- *31* 감정 케어의 원칙 4 하고 싶어 하는 일을 도울 것   234
- *32* 감정 케어의 원칙 5 함께할 것   242
- *33* 그중 제일은 사랑이라   247

5장 누구나 걱정 없이 늙을 수 있어야 한다
치매와 함께 사는 법

34 치매에 걸리면 숨어야 한다는 편견 　　　　257
35 치매를 부르는 외로움 비극을 막는 관심 　　　262
36 치매 노인을 지키는 어쩌다 한 번의 친절 　　269
37 치매를 느리게 만드는 노동할 기회 　　　　274
38 끝까지 자신의 일에 목소리 낼 수 있는 삶 　　280
39 산책과 외출을 배회로 보지 않는 시선 　　　285
40 나다움을 지지하는 사랑의 역할 알기 　　　294

나가는 글_ 모든 노인의 표정이 밝아지는 세상을 바라며　　300
부록 1_ 40대 이상은 지나치면 안 될 치매 의심 징후　　304
부록 2_ 알아두면 좋을 국내 사람중심케어 실천 기관　　308
참고 자료　　312

1장

늙고 아파도
나답게
살고 싶다

노화와 치매에 대해 바로
알아야 하는 이유

위대한 첼리스트인 파블로 카잘스, 80세에도 여전히 열심히 연습하는 이유를 묻자 "더 잘하고 싶으니까요"라고 대답했다. 음악가 주디 콜린스는 80세에도 여전히 투어를 돌고 곡을 쓰고 있다. 그는 "절대 멈추지 마세요"라고 조언한다. 동물학자 제인 구달은 "은퇴한 사람들은 느긋해지는 대신 속도를 내야 합니다. 그렇지 않으면 아주 빠르게 사라지게 돼요"라고 경고했다.

나이 들었다고 해서 인생이 멈추는 것이 아니다. 사람은 마지막 순간까지, 심지어 치매에 걸려서도 느끼고 꿈꾸며 생생하게 살 수 있다. 하지만 대부분의 사람은 100세 수명에서 60년만 살아가려고 한다. 40여 년의 인생을 낭비하는 것은 노년과 치매에 대한 편견에 사로잡혀 있기 때문이다.

1장에서는 먼저 노화에 대해 우리가 가진 두려움을 이야기하려 한다. 노년에 대한 두려움을 깨야 마지막까지 내가 원하는 모습으로 살 수 있기 때문이다. 지금 내가 인생의 어느 지점에 서 있든, 노년의 시간을 포함해, 삶의 시간표를 다시 세워보도록 하자.

01

나이 들면
쓸모없어진다는 믿음

나이가 들면서 느끼는 가장 큰 몸의 변화는 허리둘레도 인지 저하도 아니다. 밤을 새우고 난 뒤 회복하는 속도다.

50대의 K는 젊은 직원들과 출장이나 숙박 워크숍을 가는 것이 꺼려진다. 밤을 새워가며 회의를 한 다음 날 다크서클이 내려온 얼굴은 자기뿐이다. "나도 젊었을 때는 날아다녔어"라고 너스레를 떨지만 나이에 따른 몸의 변화를 실감하지 않을 수 없다.

회복탄력성이 줄어드는 것은 마음도 마찬가지다. 순발력이 줄어들면서 운전도 엉금엉금하게 된다. 더 많은 정보를 가지고 판단을 하게 되니 결정이 느려지고 마음의 동요가 심해진다. 새로운 것이 불편해 예전 방식을 더 고집하게 된다. 하지만 나이가 들었다고 나쁜 변화만 일어나는 것은 아니다.

늙으면 찾아오는 것들

노화는 무엇인가? 40대 이후가 되면 신체 기능이 떨어지고 전반적인 활력이 줄어드는 것을 경험하게 된다. 주름살, 흰머리 등 외모에서의 변화뿐 아니라 시력, 청력 등이 쇠퇴하는 것을 경험하게 된다.

생물학적 관점에서 노화는 시간의 경과에 따라 세포에서의 손상이 축적돼 발생하는 결과다. 노화를 설명하는 가장 대표적인 설명이 활성 산소 이론이다. 우리 몸이 대사활동을 하려면 산소가 필요하다. 산소는 미토콘드리아 mitochondria 라는 세포의 염색체에서 에너지를 만드는 데 쓰인 뒤 산화물질로 바뀌는데, 이 산화물질이 세포에 손상을 일으키는 주범으로 지적되고 있다. 흰머리와 주름살, 검버섯이 생기는 등 노화가 진행될 뿐만 아니라 암을 비롯해 다양한 질병에 걸리는 것도 활성 산소의 폐해다.

노화가 진행되면 심리적으로도 변화가 일어나는데 이는 점진적으로 이뤄지기에 충분히 대응 기제를 만들어낼 수 있다. 젊었을 때처럼 과로하지 않고 휴식을 충분히 취하며 많은 일을 하기보다 중요한 일에 집중하는 식으로 삶을 재구조화하면 된다. 그동안 자신이 쌓아온 자원, 인맥과 경험 등을 살리면 젊었을 때처럼 많이 일을 하지 않아도 성과를 낼 수 있다. 나이 듦이 오히려 성숙의 기반이 되는 것이다. 물론 그럼에도 노화가 사람들의 행동과 삶에 제동을 거는 순간이 있다.

오랜만에 부모님을 찾아갔을 때 가장 눈에 띈 점은 줄어든 보폭이었다. 어머니는 성격이 급하고 무엇이든 거침없이 행동하는 스타일이었다. 말도 빠르고 걸음도 빨랐는데 80대에 접어들면서 아기처럼 아장아장 걷게 됐다. 하지만 마음은 여전히 젊고 할 수 있다는 패기로 가득 차 있다. 마음이 몸보다 앞서다 보니 쉽게 균형을 잃고 넘어져 부상을 입게 된다. 노인에게 흔한 낙상은 대퇴골이나 고관절 골절 등 큰 부상으로 이어질 수 있다. 결국 어머니는 오랜 병원 생활로 근육이 더욱 감소하면서 노쇠와 장애가 급격히 일어났다.

장애 노인으로 가는 또 다른 코스가 '허약 단계frailty'다. 길을 가다 보면 걷다가 주저앉아 쉬고 있는 어르신을 쉽게 목격할 수 있다. 100미터 걷기도 힘들어하는 것이다. 아예 집 밖으로 나오지 않아 일어서고 걷는 능력이 사라지는 경우도 있는데 이 역시 바로 허약 단계에 이르렀기 때문이다. 허약 단계에서 나타나는 징후로는 신체 활동 부족, 체중 감소, 피로, 쇠약, 느림 등이 있다.

허약 단계를 측정하는 의학적 기준은 없지만 통상 종아리 둘레와 악력 등으로 판단한다. 사람은 누구나 회복력과 예비력을 내재적으로 갖추고 있는데 이는 사용하지 않으면 빠르게 사라진다. 회복력이 떨어지면 감염이나 환경 변화 등 사소한 사건으로도 신체적·정신적 건강을 잃기 쉽다. 허약 단계는 그다음인 장애 단계disability로 진행되기 때문에 건강을 유지하려면 지속적인 활동을 해야 한다.

문제는 허약 단계에 이르러 건강에 자신을 잃게 되면 모든 것이 건강으로 귀결되고 만다. 건강 관련 정보만 읽고 건강식품 광고에 현혹된다. 대화에서도 병원, 몸에 좋다는 음식 이야기뿐이다. 인생의 모든 의미를 건강에만 쏟아붓는 셈이다.

활동성이 강한 어머니와 달리 아버지는 은둔형이다. 퇴직 이후 사회생활을 접고 집 안에서만 지낸 지가 벌써 20여 년이다. 집 안에서도 의미 있는 활동을 하거나 몸을 움직이는 일이 별로 없다. 오랜만에 찾아가도 대화는 밤에 자주 깨서 화장실을 가야 하는데 힘들다거나 어지럼증이 얼마나 심한지, 체중이 얼마나 줄었는지에 대한 이야기뿐이다. 식탁 위에는 영양 보조 식품인 셀렉스Selex, 병원에서 받아온 약봉지, 영양제가 가득 쌓여 있었는데 약은 대략 한 번에 10가지를 먹는 듯했다. 아침, 낮, 저녁의 혈압 측정과 약 복용을 중심으로 하루가 흘러갔다.

젊어서도 입이 짧았는데 지금은 식사량이 새 모이 수준으로 줄어버렸다. 좋아하는 단팥빵도 네 조각으로 나눠 드신다. 예전에 즐겨 하던 TV

의 시사 토론 시청도, 책을 읽는 습관도 사라졌다. 건강해야 좋아하는 일을 할 수 있겠지만 즐거움이 사라진 삶에는 건강 걱정만 남았다. 건강하지 않아서 움츠러들고, 움츠러들다 보니 더욱 활동성이 줄어들면서 아무것도 못 하는 악순환에 빠진 것이다.

은둔형 노인들에게 찾아오는 것은 근감소증만은 아니다. 자극이 없는 데다 부정적인 생각을 반추하는 성향이 강해지면서 인지에도 문제가 생긴다. 알록달록한 세상과 멀어지는 만큼 근심도, 생각할 것도 줄어들면서 머릿속은 뿌연 안개로 점령당한다.

불행해질 때가 아닌 행복해질 때

나이가 들어도 두려워하지 않을 이유는 여전히 많이 있다.

첫째는 노화는 사람에 따라 다르게 일어나기 때문이다. 모든 사람이 허약해지거나 장애를 갖거나 치매에 걸리는 것은 아니다. 노화는 직선 코스가 아니며 속도가 일정하지도 않다. 나이와 느슨하게 연관되어 있을 뿐이다. 어떤 사람은 80대에 에베레스트산을 등정하고 90대에 마라톤에 참가하는 반면 누군가는 40대에 고혈압, 당뇨병에 시달리면서 동네 한 바퀴 도는 것도 힘들어한다. 사람마다 다른 생활 습관은 건강하고 의미 있는 삶을 만들어 주는가 하면, 노화를 촉진하기도 한다. 노년기는 이러한 변화가 누적돼, 인생 최대의 격차가 일어나는 시기다.

둘째는 몸이 불편해지더라도 할 수 있는 일은 많기 때문이다. 오히려 나이가 든 뒤에 인생의 꽃을 피우는 경우도 적지 않다.

가난한 시골 농가에서 태어난 이 여성은 어릴 때부터 이웃 농장에서 일하며 가족을 부양해야 했다. 결혼한 뒤에도 가난에서 벗어나지 못했다. 열 명의 자녀 중 살아남은 다섯 명을 돌보는 한편 살림에 보태기 위해 직접 바느질해 만든 물건을 팔았다. 자신을 위해 한가로운 시간을 누리는 것은 꿈꿀 수조차 없었다.

그녀는 원래 바느질하는 것을 좋아하지 않았지만 어쩔 수 없이 해야 하는 일이라 그 안에서 즐거움을 찾으려 했다. 늘 하던 식으로 꽃이나 나비를 수놓는 대신 짚을 가득 실은 마차, 농부들의 쟁기질, 동네 연못에서 놀고 있는 아이들 등 시골 풍경을 수놓거나 패치워크를 만들었다. 손이 아파서 바느질하는 것이 힘들어지자 대신 그림을 그리기 시작했다. 그때 나이가 78세였다. 그녀의 그림들은 나중에 대중의 큰 사랑을 받게 됐다.

이야기 속의 여성은 바로 '그랜마 모지스 Grandma Moses'로 더 많이 알려진 미국의 국민 화가 앤 로버슨 Anna Robertson 이다. 1860년생인 그녀는 1953년 93세의 나이로 〈타임〉의 표지에 등장하면서 수많은 TV 프로그램에 소개됐다. 자서전인 《나의 인생의 역사 My Life's History》

는 영화로 만들어져 오스카상을 받기도 했다.

 그녀가 받은 많은 상 가운데에는 88세에 유명 여성 잡지 〈마드모아젤Mademoiselle〉이 선정한 '올해의 젊은 여성상'이 있다. 그녀에게는 자신을 위해 그림을 그릴 수 있었던 78세부터의 삶이 진짜 인생이었다고 할 수 있을 것이다. 오래된 나무라고 늙은 꽃만 피우리란 법은 없다.

02

노년기를 전성기로
만드는 조건

인생 후반기가 길어지면서 건강한 노년을 위해 새롭게 삶의 계획을 세우는 영올드 young old 가 점점 늘어나고 있다. 그런데 이들의 노년기 삶을 방해하는 요소가 적지 않다. 노년기를 휴식기로 생각하거나 노인들의 사회 활동을 달갑게 여기지 않는 인식이다. 이를테면 "정년퇴직하고 전국을 오토바이로 여행하겠어"라거나 "청소년을 위한 교육 센터를 만들겠어"라는 꿈을 이야기하면 상대방은 "나이를 생각하세요" "청춘이시네요"라며 비꼬는 것이다.

서른, 마흔, 쉰…. 나이가 들수록 인생이 에스컬레이터를 타고 내려간다고 생각한다. 하지만 사람들은 인생에서 가장 아름다운 시기라는 20대로 돌아가겠느냐고 물으면 '거의' 사양한다. 나도 20대를 불확실성 속에서 무엇이라도 붙잡아야 했던 불안감, 연애도 일도 미숙한 상태, 평가받고 저울질당하면서 내 생각과 느낌에 자신이 없었던 시기로 기억한다. 돌아간다면 다시 고쳐 살아보고 싶은 시기다. 나만 그럴까?

우리가 가장 행복하다고 느끼는 시기는 언제일까. 미국의 심리치료사 캐서린 에스티Katharine Esty 박사가 쓴 노년을 위한 가이드《팔십대의 행복Eightysomethings》에서는 노인이 가장 행복한 사람이라고 말한다.

미국 포드햄대학의 연구진은 3만 2,000명 이상의 국민을 연령대별로 나눠 나이와 행복감에 대한 실험을 진행했다. 1995년에 실시된 이 연구는 노인의 행복에 관한 연구 가운데 고전이 될 정도로 널리 알려진 연구다. 연구 결과 68~77세 노인 중 38퍼센트가 매우 행복하다고 답했다. 심지어 100세의 노인들도 행복하다고 응답했다. 반면, 젊은 그룹은 그러한 긍정적인 감정을 느끼는 비율이 현저히 낮은 것으로 나타났다.

또 덴마크의 45세 이상의 국민 약 1만 명을 대상으로 한 장기 조사에서는 노인들이 젊은 성인에 비해 이동성이나 인지, 우울 증상의 점수는 낮았지만 행복도에서의 점수는 큰 차이가 없다는 사실을 발견했다.

노인들이 스스로 행복하다고 느끼는 이유는 남은 시간이 많지 않은 가운데, 부정적인 생각을 곱씹거나 후회하며 시간을 보내기보다는 긍정적인 기분에 집중하고자 하는 보상 심리 때문일지도 모른다. 실제로 노인을 대상으로 한 여러 연구에서 추억을 회상하거나 현재 순간을 생각할 때 긍정적인 면에 집중하는 것으로 나타났다.

미국 스탠퍼드대학 장수 센터의 책임자이자 심리학자인 로라 카스텐슨Laura Carstensen은 "나이가 들면 시간 전망이 짧아지고 목표가 달라집니다. 이제 시간이 많지 않다는 사실을 인식하면 우선순위가 명확하게 보이면서 사소한 일에 신경을 덜 쓰고 대신 삶을 음미하며 더 감사하고 화해하고자 합니다. 정서적으로 중요한 부분에 더 투자하게 되며, 그 결과 삶의 질이 높아지면서 매일 더 행복해집니다"라고 설명했다.

지나간 일은 놓아주고, 현재에 집중하며, 작은 일에서 행복을 찾는 것에 익숙해지는 것이다. 행복은 주어지는 것이 아니라 매일 우리가 선택하는 것이다. 노년기에 아름다운 꽃을 피우는 노인들의 이야기를 듣거나 직접 만나보면서 이들에게 공통점이 있다는 것을 알게 됐다. 노화를 받아들이고 연령에 부정적인 사회 인식에 대처하면서 노년기를 새로운 전성기로 만들어가는 이들은 대체로 다음과 같은 특성을 가지고 있다.

첫째
참는 것

신체의 통증과 불편해진 몸, 혼자 남겨진 외로움 등 노년기의 어려움을 잘 견디는 것을 말한다. '참다'는 일반적으로 욕구의 부정, 억누름의 표현으로 쓰이지만 '자신의 만족을 일시적으로 유보함'이라는 뜻도 있다. 지나치게 참으면 몸에 무기력증이 오기도 하지만, 잘 참아냈을 때 내적·외적 보상이 주어지기도 한다.

'노년기의 행복'이라는 개념은 행복해지기 위해 마음이 만들어내는 신기루인지도 모른다. 실제로는 고통스러울 수도 있다. 사랑하는 사람들이 하나둘 곁을 떠나고, 몸과 마음은 따로이다. 하지만 행복해지기로 선택했기에 부정적인 상태와 감정을 '참는 것'이다. 나이에 비해 인지능력이 수십 년 젊은 슈퍼 에이저들은 고통에 의연하며 불평을 하지 않는 초긍정적인 유형이라는 분석도 이를 뒷받침한다.

하버드의대 연구에서는 슈퍼 에이저들이 기억력 과제를 수행할 때 전방대상피질 anterior cingulate cortex 이 활성화되는 것을 발견했다. 전방대상피질은 어려움에 직면했을 때 끈기와 인내심을 발휘하게 하는 영역이다. 전방대상피질의 활성이 건강한 노후와 밀접하게 연관돼 있다는 것은 다른 연구에서도 이미 확인된 바 있다. 반면 치매와 노년기 우울은 후방대상피질 posterior cingulate cortex 의 부피 감소와 관련된다.

후방대상피질은 뇌의 중앙선의 뒤쪽에 위치하며 안쪽 전전두엽피질 mPFC 과 함께 뇌의 여러 영역을 연결하는 기본모드신경망 default mode network 의 핵심 부분을 차지한다. 후방대상피질과 관련된 연구에 따르면 우울증 환자의 경우 후방대상피질의 신경망 연결이 감소돼

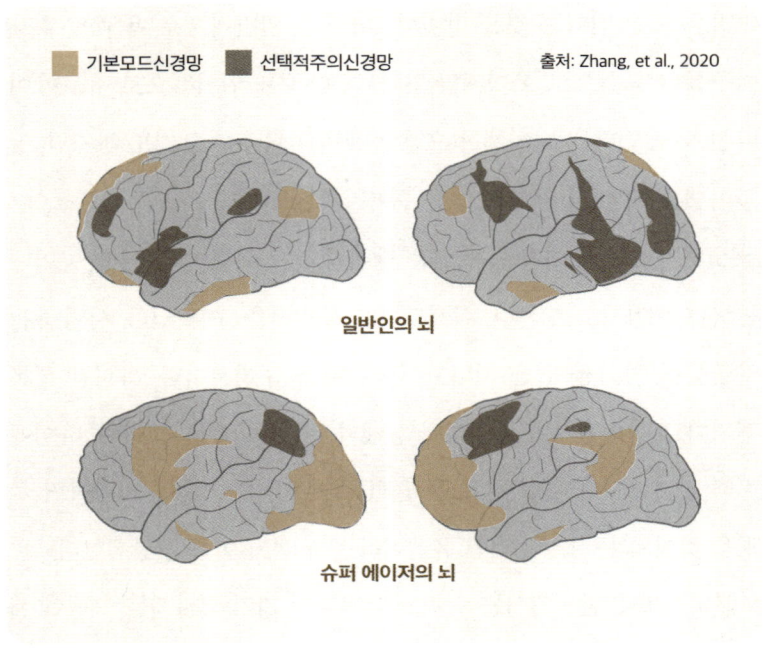

있었다. 후방대상피질은 치매와도 관련이 높다. 치매의 원인인 아밀로이드베타amyloid beta는 뇌 전체에 축적되지만 특히 기본모드신경망에 축적되는 경향이 높다. 아밀로이드베타는 36~43개의 아미노산으로 이뤄진 펩타이드peptide로, 뇌세포 외부에 축적되어 신경 독성을 유발하는 식으로 알츠하이머병을 일으킨다고 알려져 있다. 아밀로이드베타가 축적되면 후방대상피질의 연결이 감소하기도 한다.

종합하면 끈기와 인내는 기본모드신경망의 후방대상피질을 강화하고 전방대상피질을 활성화함으로써 노년기의 뇌를 건강하게 유지해 준다고 할 수 있다. 노년기에 닥치는 상실의 어려움에 대해 끈기와 인내로 대처할 때 오는 보상이 바로 건강한 뇌와 행복감인 것이다. 이외에도 여러 연구를 통해 나이 들수록 감정의 기복이 줄어들고 불안한 상황에 더 잘 대처한다는 것이 소개되고 있다.

2013년 버클리 캘리포니아대학의 심리학자 아이리스 마우스Iris Mauss와 동료들이 발표한 실험에 따르면, 카메라 앞에서 연설을 해야 할 때 노인들은 젊은 사람들보다 덜 불안해하는 것으로 나타났다. 또 나이가 많을수록 과제를 더 잘 받아들이고 자의식이나 자기 비판적 감정에 덜 사로잡힌다는 사실을 알게 됐다. 자신에 대한 부정적인 말을 우연히 들은 노인들은 20~30대 참가자보다 분노를 덜 느낀 것으로 나타나기도 했다. 행복해지기로 작성함으로써 자신들의 감정과 행동을 긍정적 방향으로 조율해 간 것이다. 인생의 연약함과 자신의 죽음을 인식한 사람들은 남은 시간 동안 좋은 감정을 극대화하기 위해 감정 조절에 더 집중하게 된다.

둘째
창조하는 것

많은 중장년이 '은퇴를 했는데 또 일을 해야 한다고?' 또는 '이 나이에 무엇을 할 수 있을지 자신이 없다'라며 은퇴를 앞두고 혼란스러워한다. 역할이 사라지면서 공허함을 느끼게 된 사람들은 쓸모 있는 존재가 되기 위해 무엇인가를 하고자 한다. 악기를 배우거나 미술활동을 하고 책을 쓰거나 나만의 정원을 가꾸는 것이다.

'창조'라는 말은 이런 의미에서 포괄적인 해답이 될 수 있다. 새로운 생활 방식이나 적은 금액으로도 즐길 수 있는 취미 생활을 창조하고 새로운 친구를 만날 기회를 만들어낼 수 있기 때문이다.

80대 후반인 P 할머니는 절뚝거리며 걸을 정도로 관절염이 심하지만 텃밭 가꾸는 일에서 큰 즐거움을 느낀다. 봄이면 집 앞 텃밭에 나가 흙을 골라 파종을 하고 싱싱하게 자란 상추와 고추를 한 바가지씩 따오는 것이 인생 낙이다. 하지만 이번 봄에는 우울증이 심해졌다. 다리가 너무 아파서 이제는 쪼그리고 앉는 것조차 언감생심이다. 다행히 어머니의 우울감이 평소 좋아하는 일을 못 해서라는 것을 알아차린 막내아들이 목욕탕에서 사용하는 플라스틱 의자에 바퀴를 달아줬다. 일명 '효자 방석'을 타고 P 할머니는 다시 즐거움을 되찾았다.

지금까지와는 다른 방식으로 행복을 추구하기 위해서는 상상력이 필요하다. 그리고 앞으로 살아가는 데 나침반이 될 목표를 만들어야 한다. 고정관념이 강하고 경직된 뇌로는 힘든 활동이다. 이같이 창조하는 일은 학습과 깊게 연관된다. 인간의 뇌는 평생 학습하는데 이는 늙는다 해도, 치매에 걸린다 해도 마찬가지다.

일본 나가노현 우에다시市에 거주하는 스노하라 하루코 씨. 교사로 정년퇴직한 후 지역사회에서 봉사활동을 하면서 지냈는데, 76세의 나이로 치매 진단을 받았다. 하지만 그녀는 자신이 살아가는 방식을 바꾸지 않았다. 이전에는 초등학교 방과 후 교실을 운영하다가 요양원으로 방향을 틀어 같은 치매환자들과 이야기하고 장애 노인들을 보살피고 있다. 본인 역시 치매지만 더 심한 치매환자들을 보면서 좌절하기보다는 이들을 도울 수 있는 현재의 시간을 소중하게 여긴다. 물론 예전에 비해 어려운 일이 많다. 달력에 '점심약속'이라고 적어놓고 누구와의 약속인지를 떠올리지 못해 한참을 생각한다. 그래서 '사이토 씨와 12시 역 앞 초밥 집'처럼 구체적으로 적어놓는다. 그녀는 '치매가 불편하기는 하지만 아무것도 못하는 상태는 아님'을 강조한다.

궁해서 무언가를 만들어내는 것도 창조하는 일이다. 하루코 씨는 달력만으로 부족하다 싶어 최소한 세 시간 전에 일정을 알려주는 휴대폰 기능을 활용해 일과를 꾸려나간다고 한다. 즉 새로운 학습으로 자신의 일상을 유지하는 셈이다.

노년을 향해가면서 우리가 가장 걱정하는 것은 바로 뇌의 퇴화다. 그런데 나이가 들었다고 뇌가 자연히 퇴화하지는 않는다. 노화가 진행되며 암기력과 빠른 연산능력이 약해지기는 하지만 대신 여러 정보 속에서 반복되거나 비슷한 규칙과 형태를 찾아내는 패턴 인식 능력이나 사물을 꿰뚫어 보는 통찰력은 깊어진다. 사용하지 않는 근육이 약해지는 것처럼 학습하지 않는 뇌, 창조하지 않는 뇌는 빠르게 퇴화한다. 인생은 계속적인 변화의 연속이다. 노년기에도 활용할 수 있는 능력으로 계속 배우고 성숙할 수 있다. 나이가 들었기 때문에 멈추는 것이 아니라 멈추는 순간 나이 들게 된다. 직장에서 은퇴하더라도 삶에서는 은퇴하지 말아야 한다.

셋째
사랑하는 것

간혹 생활이 어려운 자녀를 위해 기꺼이 자신의 연금과 저축을 내주는 노인이 있다. 손주에게 용돈을 주기 위해 아르바이트를 하고 동화책을 쓰거나 유치원에 데려다주는 봉사를 마다하지 않는 조부모도 많다. 노인의 사랑은 가족과 친지에 국한하지 않는다. 매일 모은 폐지로 장학금을 희사한 독거 할머니는 우리에게 차원이 다른 사랑이 있다는 감동을 선사한다. 내가 아는 한 노부부는 매년 일정한 액수를 NGO에 기부하고 있다.

사랑하는 것, 타인과 좋은 관계를 유지하는 일이 행복의 조건이라는 것은 이미 많은 연구에서 밝혀졌다. 대표적으로 1930년대 하버드대학에서는 법대에 입학한 학생 268명의 삶을 72년간 추적해 행복은 '의미'와 '관계'로 이뤄진다는 결과를 밝혀냈다. 자신과 가까운 사람들과의 친밀감 그리고 이를 사회와 다음 세대까지 확장하는 능력, 타인을 보호하고 돌보는 역할이 사람들에게 만족과 행복을 가져다줬다고 한다.

관계를 소중히 여기는 마음은 인생 전반에 걸쳐 중요하지만 살아온 삶을 정리하는 시기에는 특히 더 중요하다. 실제로 노인들이 일명 '좋은 사마리아인'임이, 즉 타인에게 더 관대하며 사랑을 베푼다는 사실이 밝혀지고 있다.

2017년 싱가폴국립대학의 연구에서는 나이 든 사람들은 가족이나 친지뿐만 아니라 전혀 상관이 없는 타인에게도 관대한 것으로 나타났다. 실험 참여자들을 평균연령이 70세인 고령자와 23세인 젊은이 그룹으로 나눈 다음, 이들에게 일정 금액을 나눠주고 이 돈을 자신의 가족과 친지, 낯선 사람 등에게 나눠주도록 했다. 사람에 대한 관대함을 정량화하는 동시에 우리가 낯선 사람보다 가까운 사람에게 더 잘 대한다는 '사회적 할인' 개념을 확인하기 위한 가상 실험이었다.

참가자들은 자신의 사회적 환경에서 사람들과 얼마나 친한지, 각자에게 얼마만큼의 돈을 줄 것인지를 결정해야 했다. 연구팀은 사회적 거리의 함수 계산 모델을 사용해 참가자들이 그들에게 기꺼이 줄 수 있는 금액을 계산했다. 그 결과 청년층과 노년층 모두 가까운 사람에게 관대했지만 노년층은 낯선 사람, 즉 사회적으로 멀리 떨어진 이에게도 관대한 것으로 나타났다. 보답을 받을 가능성이 없는 경우에도 자신의 자원을 기꺼이 나눠준 것이다. 나이가 들수록 인류애가 생기는 것은 공동체에 더 많은 의미를 두며 지속적인 가치에 관심을 두기 때문이라고 한다.

하지만 현실은 다르다. 연령에 관한 부정적인 이야기를 거듭해서

듣게 되면 연령 차별을 내재화하게 된다. 젊었을 때보다 체력이나 순발력이 떨어지는 것은 사실이니까. 나잇값을 하라는 식의 이야기를 듣고 나면 왠지 더 무릎이 아픈 것 같고 눈이 침침해진 현실을 직시하게 된다.

노년기는 30년이 넘는 긴 기간이다. 즉 노인이라는 범주는 매우 넓다. 65세의 비교적 젊은 노인이 있는가 하면 100세를 넘긴 노인도 있다. 노년기를 뭔가를 시작하기에는 늦은 나이, 행복해지기에는 늦은 나이라는 사회의 시선과 고정관념 때문에 겨우 65세에 우리 스스로 남은 삶의 가능성을 차단해도 되는 걸까?

03

나이와 함께
먹어야 하는 것, 경험

　주변에 자녀들을 독립시키거나 은퇴를 한 뒤 소설을 쓰거나 그림을 그리기 시작한 사람이 제법 있다. 언젠가 지인이 백화점 문화센터에서 그림을 그린 지 1년 만에 단체전을 한다며 초대장을 보내왔다. 기대감 없이 갔다가 깜짝 놀랐다. 어린 나이에 시작해서 대학에 입학하기까지 10년 이상 갈고 닦은 그림에 못지않은 솜씨였다. '이러면 미술 전공한 애들은 어쩌라는 거냐?'라는 말까지 나올 뻔했다. 큰아이가 미술을 전공한 덕분에 그림 실력이 일정 수준에 오르기까지 얼마나 시간이 걸리는지 대충 알기 때문이다.

　하지만 생각해 보면 그럴 만도 했다. 그림을 그리려면 붓으로 화폭을 채우는 기술뿐만 아니라 구도와 색감, 아이디어가 필요하다. 20대

초반의 미대생에 비해 중장년은 30년 이상 그림을 감상하며 눈과 머리가 훈련됐을 것이다. 미술을 전공하지 않았지만 평생 시각 데이터를 축적하고 학습해 온 덕분이다. 나이와 함께 지혜가 온 셈이다.

물론 지혜 없이 나이만 든 사람도 없지 않다. 예를 들어 자신의 경험을 들어 모든 것에 참견하거나 다른 사람의 사정은 고려하지 않고 자신의 의견만을 고집하는 노인을 만나면 '저렇게는 늙지 말아야지'라는 생각이 든다. 물론 나이 든 사람들의 조언은 받아들이기 나름이라 그 또한 전혀 쓸모없지는 않다.

나이 든 사람들의 지혜는 어디에서 올까? 바로 실패다. 미국의 유명 디자이너 베라 왕 Vera Wang 은 힘든 일이 닥칠 때면 "이전에도 이랬지. 하지만 난 죽지 않았어"라고 되뇌었다고 한다. 어려서부터 피겨스케이팅을 하며 세계 최고의 선수가 되는 것을 꿈꿨던 그녀는 열아홉 살 때 사고로 그 꿈을 접어야만 했다. 그녀를 힘들게 했던 것은 좌절만은 아니다. 자신의 꿈을 어디에 쏟아야 할지, 앞으로 무엇을 하며 살아야 할지 의미를 찾을 수가 없었다. 하지만 피겨스케이팅 의상에 관심이 많았던 그녀는 패션으로 눈을 돌릴 수 있었고 23세에 세계 패션의 중심지인 뉴욕으로 진출하게 됐다.

경험은 그만큼 강한 힘을 가지고 있다. 지식, 지혜, 인내, 배려는 매일매일 자란다. 경험을 쌓으려면 결국 나이를 먹는 수밖에 없다. BBC와 인터뷰할 때 허리까지 기른 긴 생머리와 탱크톱에 가죽바지를 매치한 패션으로 주목을 받았던 베라 왕. 72세라는 나이가 믿기지 않는 외견은 나이에 대한 그녀의 단호한 생각과 정확히 일치한다. "연령주의는 이미 올드 패션입니다."

슈퍼 에이저 홍 여사 이야기

젊었을 때는 친구들과 만나면 자녀 이야기로 꽃을 피웠는데 나이 드니 부모님 이야기가 그 자리를 차지한다. 부모님이 낙상하는 바람에 요양병원을 알아보느라 정신없었던 이야기, 새벽에 호출을 받고 응급실로 달려간 이야기, 치매가 있으신 부모님을 모시는 문제로 형제들이 옥신각신한 이야기까지.

비슷한 모임에 참석했을 때의 일이다. 다들 치매에 걸린 부모님에 관한 온갖 에피소드를 두고 하소연하는 가운데 이 박사의 얼굴에는 흐뭇한 미소가 흘렀다. "아니, 자네 모친은 어떠신가? 지금 90세도 넘으셨지? 혼자서 생활하시는데 괜찮은가?" 집안 사정을 잘 아는 친구가 물었다. "아, 우리 어머니가 올해 만으로 92세시지. 얼마 전에 책을 한 권 번역하셨다네. 번역하느라 고생하셔서 요즘 허리가 안 좋으시다고 해." 입이 벌어진 동창들 사이에서 그는 '우리 아이가 반에서 1등 했어'라는 표정이었다.

1930년생 홍성숙 여사는 우연한 기회에 일본인 어머니와 한국인 아버지 사이에 태어나 한국에서 6·25 전쟁을 경험한 나나미 씨 이야기를 듣게 됐다. 나나미 씨는 서울에서 부산까지 가는 피난길에서 일본인이라는 이유로 죽임을 당할 뻔하는 등 많은 고초를 겪었다고 한다.

당시 부산의 피난 학교에서 공부한 홍 여사는 나나미 씨의 사연에 크게 공감해 그녀에게 마음에 맺힌 이야기를 글로 써보라고 권유했다. 나나미 씨가 손으로 작성한 원고는 그리 두툼하지 않았지만 일본어와 영어, 한글과 한자가 마구 뒤섞여 있어 번역 작업이 만만치 않을 듯했다.

"막상 원고를 받으니 번역할 사람이 없는 거에요. 할 수 없이 제가 시작했지요. 예수님이 광야에서 기도했다는 시간만큼, 딱 40일이 걸렸어요. 다른 일은 젖혀두고 매일 책상 앞에 앉아 몇 장씩을 번역했습니다. 알아보기 힘든 한자도 있고, 일본어는 일제강점기 이후로는 쓰지 않았으니까 기억이 가물가물하기도 해, 인터넷을 뒤져가며 번역을 했지요."

그렇게 번역된 원고는 마침 같은 동네에 사는 출판인의 도움으로 출간됐다. 출간 비용은 본인과 이 일을 시작하도록 부추긴 여동생이 주로 부담했다고 한다. 전쟁으로 아버지를 잃고 일본으로 건너간 뒤 평생 상처를 안고 살아온 나나미 씨에게 이 책이 큰 위로가 됐음은 말할 것도 없다.

홍 여사는 "번역한 글을 감수받을 길이 없어 수정 없이 책으로 냈어요"라고 했지만 읽어보니 매끈하게 잘 읽히고 단어 선택도 적절한 번역이었다. 나이 들면 단어가 머릿속에서만 맴도는데 책까지 번역했다니 대단한 일이 아닐 수 없다.

인간은 대부분 30세에 지능이 최고에 도달하고 이후에는 계속 쇠퇴하는 것으로 알려져 있는데, 노인 평균 대비 수십 년 정도 뇌의 노화가 느린 사람들을 두고 슈퍼 에이저라고 한다. 미국 하버드의과대학의 연구에 따르면 이들은 고도의 인지기능을 담당하는 뇌피질이 젊은이들 못지않게 두껍고 장기기억 형성에 관여하는 해마의 크기도 별반 줄어들지 않았다고 한다.

슈퍼 에이저들은 '한계를 극복하고 성취하는 데서 즐거움을 얻으며' '쉼 없이 바쁘게 살아가고' '열정적으로 몰두할 수 있는 취미를 가졌다'라는 특징이 두드러졌다는데, 어쩌면 홍 여사야말로 모든 사람이 부러워하는 슈퍼 에이저가 아닐까?

노년의 불행은
나이가 아닌 생각이 만든다

홍 여사는 대학을 졸업했고 일찍 사별한 남편을 대신하여 가장으로서 평생 교편을 잡았던 점 등을 감안하면, 일반적인 90대와는 다르다고 할 수 있다.

그렇지만 퇴직한 지 벌써 30여 년. 90대에 이토록 총명한 비결을 물으니, 달리 없다며 손사래를 치면서도 "뉴스나 유튜브를 볼 때 새로운 단어나 이름이 나오면 그것을 종이에 적으면서 시청하는 습관이 있습니다"라고 했다. 최근에는 유튜브에서 나박김치를 맛있게 담그는 동영상을 봤다며 주말에 직접 만들어 볼 계획이란다.

슈퍼 에이저들은 호기심이 왕성하며 새로운 경험에 개방적이라고 한다. 자신만의 방식으로 주도적인 학습을 하는 것도 남다르다. 90대에도 새로운 단어와 레시피를 익히고, 이를 생활에 적용하는 등 홍 여사는 슈퍼 에이저의 첫 번째 조건을 달성했다고 볼 수 있다.

슈퍼에이저의 또 다른 특성으로 잠시도 가만히 있지 않고 몸을 움직이는 것이다. 그녀 역시 오전에는 동네 커뮤니티 센터에서 체조를 하고 오후에는 아동복지 센터에서 봉사활동을 하고 있다. 틈이 날 때마다 사진 출사를 나가고 주말에는 교회 성가대에서 활동하며 한가할 틈 없이 바쁘게 지낸다. 슈퍼 에이저들의 또 다른 특성은 혼자 놀지 않는다는 것. 그녀는 혼자 살고 있지만 언제나 사람들과 어울린다. 동네 사람들과 교회에 가고 여동생들과 봉사를 다닌다.

아흔 살의 그녀를 움직이는 동력은 무엇일까. "젊었을 때 어려운 일이 많았어요. 남편이 세상을 일찍 떠나 세 아들을 혼자서 길러야 했거든요. 모든 것을 혼자서 책임져야 했기에 눈물지을 틈도 없이 생활 전선에 뛰어들었습니다. 아이들이 다 컸고, 제 짐을 다 내려놓으니 지금은 너무 행복해요. 하고 싶은 일을 생각하면 저절로 기운이 나고 예전의 어려움에 비하면 지금 일어나는 일들은 사소한 불편에 지나지 않아요." 슈퍼 에이저들이 후렴구로 외치는 말, 그녀도 말한다.

"지금이 인생 최고의 시간입니다."

04

우리의 미래를 미워하는 우리들

슈퍼 에이저들처럼 살 수 있다면 주름살과 흰머리, 백내장, 관절염이라는 난관에도 노년기가 행복할 것이다. 실제로 그동안의 경험과 실패를 바탕으로 제2, 제3의 전성기를 누리는 이도 적지 않다. 하지만 나이 든 사람에 대한 사회적 인식은 차갑기만 하다.

조용한 카페에 머리가 희끗한 초로기 남성들이 모여 담소를 나누고 있었다. 대학생들이 문을 열고 들어서다가 주춤하면서 "야, 여기는 경로당이야. 다른 데로 가자"라며 급하게 발길을 돌리는 것을 본 적이 있다. 노인인구가 늘어나는 만큼 노인을 혐오하는 사람도 증가하고 있다. 미국국립노화연구소NIA의 초대 소장이었던 로버트 버틀러Robert Butler는 "연령 차별은 성, 인종에 이어 제3의 차별"이라고 말했다. 대부분의 차별이 줄어들고 있지만 연령 차별은 점점 더 심각해지고 있다.

우리는 나이 든 사람들을 왜 싫어할까? 대부분 노인을 사회적 부담으로 여기기 때문이다. 노인인구가 늘어날수록 건강보험료와 연금 보험료를 더 많이 내야 한다. 물론 이 생각은 다르게 짚어볼 필요가 있다. 사회보장제도는 노인만을 부양하지 않는다. 아이를 낳고 기르는 부모든 장애를 가진 사람이든 직장을 잃은 사람이든 누구라도 필요한 경우 사회의 보호를 받으며, 이를 위해 사회 구성원 모두가 기여하고 있다. 노인 역시 사회보장제도에 공짜로 올라탄 것은 아니다.

노인을 혐오하는 더 근본적인 이유로 미국의 노년학자 토드 넬슨Todd Nelson은 "노인이 바로 인간의 유한함, 죽음을 상징하기 때문"이라고 말한다. 인간은 죽음을 두려워하며 죽음을 멀리하고자 하는데 노인들의 존재 자체가 죽음의 초대장이나 다름없다는 것이다. 이유가 무엇이든 연령 차별은 사회적으로는 노인이 가진 전문적인 지식과 지혜, 사회에 봉사할 기회를 차단하고, 차별을 당한 사람들의 노화를 촉진한다.

노년의 가장 큰 공포
치매

차별은 노화와 떼어놓을 수 없는 치매에 대해서도 마찬가지로 작동한다. 많은 사람이 진심으로 '치매에 걸리느니 죽는 게 나아'

라고 말할 정도다. 중앙치매센터에서 실시한 국내 치매 인식도 조사에 따르면, 우리나라 노인들이 가장 두려워하는 질병은 치매(43퍼센트)로 나타났다. 자식들은 부모님이 치매에 걸릴까 봐 두려워하고 치매에 걸린 사람은 "내 인생이 끝났어"라고 말하며 절망에 빠진다. 치매에 대한 두려움으로 인해 평생 공부를 싫어했던 사람이 수학 문제를 풀고 외국어 공부를 시작했다는 이야기도 있다.

요즘에는 65세 이전에 발병하는 초로기 치매환자가 늘어나면서 치매는 중장년층, 심지어 30대에게도 두려운 질병이 돼가고 있다. 직장과 학업으로 밥 먹듯 밤을 지새워 집중력이 떨어지거나 머릿속이 뿌옇게 변하면 "치매에 걸린 것 같아"라고 말한다. 치매에 걸린 사람이 들으면 속상해할 말이 아닐 수 없다. 중앙치매센터의 통계에 따르면 전체 치매환자의 9.7퍼센트가 초로기 치매라고 한다. 초로기 치매는 노인에 비해 뇌세포 손상이 더 빨리 진행되는 것이 특징이다.

암보다도 더 무서운 질병인 치매는 이렇게 우리 사회 전체를 패닉으로 몰아가고 있다. 어떤 이들은 치매에 대한 극단적 두려움과 부정으로 "그렇게 살 바에야"라고 말하며 안락사를 희망한다.

선택과 자기책임을 강조하는 네덜란드에서는 암이나 불치의 질병에 걸린 환자가 적법한 절차에 따라 자신의 의사를 명확히 하는 경우 안락사가 허용된다. 치매 역시 안락사를 선택할 수 있는 조건에 해당한다. 치매로 진단받은 환자가 자신의 의사를 표명하고 두 명의 의사가 동의하는 경우 절차에 따라 안락사가 가능하다. 네덜란드 안락사검토위원회의 2022년 보고서에 따르면 전체 안락사를 선택한 8,720명 가운데 282명이 치매를 원인으로 꼽았다.

죽음까지 불사할 정도로, 치매에 대한 공포가 강한 것은 왜일까? 첫 번째는 현재의 의료 수준으로 치매를 극복하기 어렵기 때문이다. 명확하게 말하면 치매는 질병명이 아니다. 알츠하이머병을 비롯해 200개가 넘는 원인 질환에 의해 나타나는 다양한 변화의 총칭, 즉 증후군을 말한다. 따라서 치매를 극복하려면 이 모든 원인 질병을 정복해야 한다.

게다가 치매치료제의 개발이 쉽게 이뤄지지 않고 있다. 최근에서야 알츠하이머병을 타깃으로 두세 가지의 치료제가 겨우 미국식품의약국FDA의 승인을 받았을 뿐이다. 지금도 세계 유수의 제약 회사, 수많은 대학과 연구소에서 치매약을 개발하려 밤낮없이 노력하고 있지만 완벽한 치매약이 등장할 조짐은 보이지 않는다.

두 번째는 치매에 대한 부정적인 이미지가 강하기 때문이다. 많은 영화와 소설, 뉴스 등 미디어에서 치매환자의 모습을 극단적으로 묘사한다. 이로 인해 대부분이 치매를 경험해 보기도 전에 치매에 걸리는 것에 부정적인 편견을 가지게 된다. 치매에 대해 스스로 화장실을 찾아가지 못하고 가족의 얼굴을 알아보지 못하며, 어린아이로 돌아가는 것으로 생각한다. 실제로 한 명의 치매환자로 인해 가족의 일상이 무너지고 해체되는 일들이 일어나다 보니, 자연히 치매에 대한 두려움이 생길 수밖에 없다.

세 번째는 자신의 권리를 박탈당하기 때문이다. 이는 근거 있는 두려움이다. 점점 기억과 의사 표현 능력을 잃으며 판단력이 저하되는 상태에서 스스로에 대한 결정권이 타인에게 위임된다. 어디에서 살지, 재산을 어떻게 사용할지, 하루를 어떻게 지낼지에 대한 결정권이 가족이나 타인에게 위임된다. 어제까지는 혼자서 잘 생활해 왔는데 치매 진단이 내려지는 순간 아무것도 할 수 없는 사람이 돼버린다. 혼자서 요리하는 것이 금지되고 외출하는 것에도 허락이 필요하다.

이러한 일상의 중단으로 무력감이 찾아오고 할 수 있는 일이 점차 줄어든다. 사회 활동에 참여하지 않아 사람들과 적절하게 대화를 이어가는 경험이 줄어들고, 대중교통으로 새로운 장소를 찾아가는 일은 엄두도 내지 못하게 된다. 컴퓨터로 쇼핑을 하거나 은행 업무를 처리하는 일도 불가능해지고 만다. 사회로부터 점차 스스로를 격리하며 다른 사람에게 위임하는 편이 훨씬 안전하다고 생각하게 된다. 이들의 목소리는 점차 사라지고 타인, 가족이나 대리인이 그 자리를 대신하게 된다.

기피하기보다 마주해야 할 때

우리가 치매에 대해 흔히 간과하는 점은 치매인이 스스로의 힘으로 살아가는 경우가 상당히 많다는 점, 치매를 앓는 이가 모두 미디어에서 소개되는 정도의 심각한 증상을 보이지 않는다는 것이다. 치매에 걸려서도 자기다운 삶을 계속할 수 있다는 사실을 받아들인다면 치매에 대한 막연한 공포는 상당히 줄어들 것이다.

또한 치매는 가족과 사회에 독이 되지만은 않는다. 오히려 치매에 걸린 뒤 그동안 무관심했던 가족이 서로를 돌보면서 치매인 부모님을 이해하려고 노력하고, 가족과 지역사회에 관심을 두는 등 긍정적인 변화를 가져오기 때문이다. 그렇기에 2023년 일본에서는 인지증(치매의 일본식 표현)에 대해 정확한 지식을 갖추는 것을 강조하며 인지증 환자에 대한 부정적 인식을 줄이고 지역공동체가 함께 돌보는 시스템을 만드는 방법에 대한 〈공생사회 실현을 위한 인지증 기본법(인지증기본법)〉을 제정했다.

치매에 대한 인식을 바꿔야 하는 이유는 다름 아닌 나와 내 가족의 미래를 위해서다. 치매는 장수의 부산물이다. 치매 예방 활동을 열심히 하면 과연 치매를 없앨 수 있을까? 예방 활동으로 90세, 100세까지 살게 된다면, 그만큼 치매에 걸릴 위험이 높아진다. 치매를 연기할 수는 있어도 치매를 완전히 없앨 수는 없다.

우리는 지금도 늙어가고 있으며 언제 치매에 걸릴지 모른다. 그런데 행복해질 권리를 포기하고 언제 치매에 걸릴지 모른다는 두려움으로 살아간다면 인생의 낭비가 아닐 수 없다. 치매에 대한 두려움은 오히려 치매에 걸린 뒤의 일을 대비하기 어렵게 만든다. 이는 치매에 걸린 뒤의 결정권을 포기하는 것이며, 이로 인한 부담은 온전히 가족이 지게 된다.

05

늙음에 대한 두려움의 실체는?

"알츠하이머병으로 진단을 받은 지 7년째, 질병은 엄마의 정신과 인격을 완전히 망가뜨렸어요. 최근에는 창문을 열어두면 다른 집에 민폐가 될 정도로 고래고래 소리를 지르는 일이 종종 생기고 환상을 보는 듯 이상한 말도 자주 하고 내 얼굴을 보면서도 다른 사람을 찾기도 해요.

어제와 오늘은 나쁜 소녀의 포악함이 극에 달해서 아빠랑 둘이 붙들어도 제어가 힘들 정도로 소리를 지르고 몸으로 밀치는 일이 있었어요. 신경안정제나 알츠하이머약이라도 먹어야 조금 진정이 되는데 주는 족족 물이랑 약을 거부하며 뱉어냈어요. 오전 내내 그렇게 씨름을 하다가 오후에 간신히 물에 녹여 약을 먹여서 조금 진정이 됐네요. 꼭 끌어안고 기도를 해도 사정사정하며 울어봐도 이렇게 제어가 안 됐던 것은 처음이었던 것 같아요."

"엄마가 요양병원에 입원했던 날에는 집에 있을 자신이 없어서 친구들을 만났어요. 그날 펑펑 울며 내 입에서 나온 말은 '여한이 없다'라는 말이었어요. 정말 그래, 간병하면서 너무 힘들었지만 엄마를 충분히 사랑할 수 있었고 엄마랑 충분히 시간을 보낼 수 있었음에 감사해요."

이 글에 등장하는 치매환자 권용자 씨는 어떤 사람이었을까? 1946년 황해도 해주 출생, 활달하고 다정했던 아내이자 엄마, 어릴 때부터 익힌 사진과 글 솜씨로 작가이자 사회 활동가로 멋진 삶을 살아오던 그녀는 64세가 되던 해에 알츠하이머병으로 진단받았다.

권용자 씨에 대해 알게 된 것은 세미나장에서 만난 그녀의 여동생, 용은 씨를 통해서였다. 권 씨는 10년이 넘도록 집에서 남편과 딸의 수발을 받았지만 증세가 심해지면서 2년 전 요양병원에 입원했다. 용은 씨는 요양병원에 입원해 있는 언니의 사진과 글을 모아서 산문집 《보다, 읽다, 만나다》를 만들었다고 했다. 의사와 간병인의 눈에는 무기력한 환자로만 비치지만 한때는 빛나는 순간을 가졌던 한 사람의 인생을 남기고 싶었다는 말과 함께. 이 책에 실린 권 씨의 과거 글에는 이런 구절이 있었다.

주어진 환경에서 아름다움을 느끼지 못하며 살아가는 사람이 많다. 나는 왜 사진을 알기 전까지는 아름다운 눈을 가질 수 없었을까? 여기서 보면 또 다른 세상이고 저기서 보면 이렇게 달라지는 이 세상을 왜 무심코 지나쳐 버렸을까 하는 의문이 났기 때문에 아직도 카메라와 더불어 살아가는지 모르겠다. 사진이란 세상을 아름답게 볼 수 있는 매력이 있다.

카메라를 통해 세상을 사랑했던 그녀, 유쾌함으로 주위 사람들에게 늘 좋은 기운을 나눠줬던 엄마이자 형제였던 그녀는 지금 어디에 있을까? 지금의 권 씨는 치매에 걸려 휠체어에 앉아 다른 이들의 손에 맡겨진 무기력한 모습이다. 하지만 이것이 그녀의 지난 삶마저 무의미하게 만들지는 않는다. 권 씨에 대한 기억이 가족과 친구들에 의해 보존되고 있기 때문이다. 가까운 사람뿐만 아니라 그녀의 일생에는 옷깃을 스치며 지나간 많은 인연이 있었다. 심지어는 권 씨를 한 번도 만난 적 없는 나 역시 그녀의 글과 사진을 보며 그녀를 마주했다. 이렇게 우리가 간접적으로나마 만난 것은, 그녀의 글을 빌린다면, '아슬아슬하게 아름다운 일'이었다.

젊음을 잃는 것보다 나다움을 잃는 것이 두렵다

우리는 치매에 대해 생각할 때 그 사람의 치매가 언제 발병했는지, 현재 상태는 어떠한지, 어떤 문제 행동을 보이는지에만 관심을 갖는다. 그 사람의 인생과 청춘은 어땠는지, 첫사랑은 누구였는지, 자녀들은 그 사람을 어떻게 사랑하고 있는지 등 모든 것에 관심을 두지 않는다. 현재 치매에 대한 우리의 인식은 부정적이고 편견에 가득 차 있다. 치매뿐만이 아니다. 우리는 나이를 먹고 노인이 되는 것마저도 두려워한다. 누구나 늙어서 노년기에 접어드는데도 말이다. 그런데 왜 우리는 나이 드는 것을 피하고 싶어 할까?

도쿄에는 '수가모거리'라는 곳이 있다. 1킬로가 넘는 이 거리는 '할머니들의 하라주쿠'로 불릴 정도로 노인들이 즐겨 찾는 팥떡, 꿀떡 등 간식거리와 부적, 내복 등을 진열한 상가가 즐비하다. 하루에도 수만 명의 노인이 찾아와 저렴한 간식거리를 사 들고 벤치를 차지하고 있다. 서울의 종로3가와 비슷한 분위기다.

수가모거리 한가운데에는 거리 분위기와 어울리지 않게 절이 하나 있다. 현판에 적힌 고암사高岩寺라는 이름보다 '가시 뽑는 절'이라는 별칭으로 더 유명하다. 사람이라면 누구나 살면서 하나둘 가슴에 박힌 가시가 있기 마련이다. 부모님, 배우자, 자식, 사업…. 무엇 하나 쉽지 않은 가시밭길 인생을 걸어오는 동안 가슴에 박힌 가시들이 더욱 살을 파고든다. 불상 앞에 향을 피우고 합장을 하면서 마음속의 가시를 뽑으라는 뜻에서 붙여진 이름이다.

넓지 않은 경내를 둘러보다 보면 노인들이 경내에 세워진 검은 관음보살상 앞에서 하얀 수건을 하나씩 들고 줄을 서 있는 신기한 모습과 마주친다. 이들은 차례가 되면 한 명씩 관음보살상의 머리, 눈, 배를 그 수건으로 닦는다. 저마다 자신이 아픈 부위를 수건으로 문지르며 낫게 해 달라고 기원하는 의식이다. 치매에 걸리지 않게 해달라고, 눈이 밝아지게 해달라고, 암에 걸리지 않게 해달라고 저마다 기도하는 것이다.

교토 근처 작은 절을 찾아갔을 때는 불단에 하얀 속옷을 올려놓고 기도하는 모습을 봤다. 주지 스님께 물어보니 '자리에 누워 기저귀 케어를 받지 않게 해주세요'라는 내용의 기도를 하는 거란다.

노화는 우리 몸의 보이는 것과 보이지 않는 곳 전부를 공격한다. 특히 75세 이상의 고령자가 되면 스스로 할 수 있는 일이 줄어든다. 누군가의 도움을 필요로 하는 상태가 된다는 것이다. 우리는 어쩌면 늙음과 병듦이라는 현상보다 건강을 잃고 스스로 걷지 못하는 것, 혼자서 화장실에 못 가는 상태가 돼 누군가의 돌봄을 받게 되는 것을 가장 두려워하는 게 아닐까?

06

치매에 걸리면 원하는 대로 살지 못한다는 착각

　　나이 들고 치매에 걸렸다고 해서 혼자서 아무것도 못하는 것은 아니다. 하지만 대부분의 사람이 '치매에 걸리면 끝'이라는 생각에 갇혀 이를 간과한다. 대부분 치매인의 주변 사람이나 가족의 경험을 통해 치매의 부정적인 측면만 봤기 때문이다. 이는 치매가 무엇인지 이해하는 우리의 생각이 바뀔 필요가 있다는 것을 의미한다.

　　그런 의미에서 크리스틴 브라이든을 만난 것은 나에게 큰 행운이었다. 당시 전 세계에서 가장 유명한 치매환자였던 그녀를 통해 치매에 대한 선입견을 지울 수 있었다. 치매에 걸린 것을 당당하게 밝히고 자신의 삶을 의미로 채워가는 그녀를 통해 치매에 대한 새로운 관점을 얻게 됐다.

치매와의 동거 30년
크리스틴 브라이든

크리스틴은 호주의 고위공무원이었다. 1994년 과학기술 분야의 업적을 인정받아 훈장을 받았으며 1999년 호주의 공공서비스위원회 APSC가 발간한 책자에 여섯 명의 성공한 커리어 우먼으로 뽑히기도 했다.

크리스틴은 하루 종일 통화를 하고 회의를 주재하고 서류를 요약하고 장관과 관계자들에게 브리핑하는 자신의 일을 사랑했다. 하지만 동시에 가정폭력을 일삼는 배우자와 이혼 소송 중이었고 세 딸의 양육을 책임지고 있었다.

새로 맡은 직책으로 가중된 업무와 무거운 책임감, 복잡한 가정일로 머릿속이 안개가 낀 듯한 증상이 지속됐다. 그녀는 교통량이 많은 지역에서 운전을 하고, 시끄러운 쇼핑몰에서 물건을 사고, 여행사와 예약을 하는 모든 일들이 점점 어려워졌다. 일을 너무 많이 했기 때문이라고 치부했지만 어느 날 퇴근하려고 운전대 앞에 앉았는데 집으로 돌아가는 길이 생각나지 않았다.

크리스틴이 알츠하이머병 진단을 받은 것은 46세가 되던 1995년이었다. 첫 진단을 받아들이기 힘들어 여러 병원을 전전하며 검사를 받았지만 초로기 알츠하이머병 진단은 바뀌지 않았다. 당시에는 치료약은 물론 다양한 비非약물 요법에 대한 정보도 거의 없던 때였다. 하늘이 무너져 내리는 것 같았지만 그녀는 치매에 걸린 채로 살아가기 위해 용기를 내기로 했다. 하루하루의 기억이 구멍이 숭숭한 소쿠리에서 빠져나가는 듯한 상태에서 시도한 일은 일기를 쓰는 것이었다. 크리스틴은 의식이 명료할 때마다 자신에게 일어나는 모든 일을 글로 남겼다.

이 글들은 나중에 책으로 출간돼 세상을 놀라게 했는데, 치매환자가 직접 책을 썼다는 것 자체가 믿지 못할 일이었기 때문이다. 동시에 크리스틴이 겪은 혼란과 두려움, 매일의 변화가 적힌 이 책은 치매를 연구하는 사람들에게 많은 정보를 줬다. 나 역시 그녀의 책 《치매와 함께 떠나는 여행 Who will I be when I die?》를 한국어로 번역하면서 치매환자의 감정을 더 잘 이해할 수 있었고, 한국치매가족협회의 요청으로 그녀가 한국을 방문할 수 있도록 주선했다.

그녀가 한국을 방문한 2005년은 이미 알츠하이머병이 발병한 지 10년이 지난 때였다. 정상적으로 진행됐다면 이미 치매 중기에 접어들었을 시기다. 기억력이 현저히 감소한 상태임에도 크리스틴은 콘퍼런스장에 모인 많은 사람 앞에서 담담하게 준비한 발표를 했을 뿐만 아니라 기자들에게 자신의 이야기를 들려줬다. 그녀를 바라보는 사람들의 시선에는 '진짜 알츠하이머병 환자 맞아?'라는 의문이 담겨 있었다.

크리스틴은 치매에 걸려 가족과 친구, 사회로부터 멀어질까 봐 두려워 정상인 척 행동했다고 한다. 그래서 누군가와 대화할 때면 정신을 바짝 차리고 상대방의 말과 행동에 집중했고 자기도 모르게 엉뚱한 말이 나가지 않도록 천천히 말하면서 가능한 한 질문하지 않는 전략을 세웠다. 문장이 의도와 다르게 나갈 때는 중간에서 얼버무렸다.

그러다 보니 사람들은 크리스틴의 상태가 심각하다고 생각하지 않았지만 당사자는 엄청난 피곤함을 느꼈다고 했다. 이에 대해 그녀는 "마치 손톱으로 절벽에 매달리는 것과 같은 정도의 긴장과 피로가 밀려왔다"라고 설명했다. 인터뷰가 끝날 때마다 기력을 소진하며 매우 힘들어하는 모습을 지켜보면서 알츠하이머병에 걸렸음에도 최선의 삶을 살기 위해 얼마나 노력하는지 알 수 있었다.

크리스틴의 옆에는 손을 잡아주는 남편도 있었다. 전남편과 이혼한 뒤 알츠하이머병과 싸우는 동안 피터라는 남성을 만났다고 했다. 그는 크리스틴의 질병을 알면서도 치매의 긴 여정을 함께 걸어가기로 결심하고 청혼을 했다고 한다. 두 사람의 모습에서 치매에 걸리더라도 세상이 끝나는 것은 아니라는 사실을, 가능한 범위에서 의미 있는 활동에 참여하며 자기다운 노후를 보낼 수 있다는 사실을 깨달았다.

현재 크리스틴은 거의 30년째 치매와 동거를 이어가고 있다. 종종 외국의 언론과 인터뷰하는 방송을 본다. 일반인에 비해 더 빨리 노쇠한 모습이다. 가끔 그녀의 눈동자가 텅 빈 듯한 느낌이 들지만 그녀는 여전히 치매인으로 살아가는 삶에 대해 천천히 이야기한다. 자신에게 일어난 불행을 인내하면서 행복한 노후를 향해 뚜벅뚜벅 걸어가고 있다.

지금 우리가 치매에 대해 알고 있는 것들

크리스틴이 호주의 한 TV 프로그램과 진행한 인터뷰에 이런 내용이 있었다. "진단을 받은 직후의 충격이 어느 정도 가라앉은 뒤 호주 알츠하이머협회에 전화를 했어요. 직원에게 제가 환자인데 협회에서는 어떤 도움을 주는지를 물었어요. 그때 직원이 당황하며 '저희는 치매 가족들을 위한 일을 합니다. 치매인을 위한 직접 지원은 없습니다'라고 말했죠." 알츠하이머병협회가 정작 알츠하이머병을 가진 사람들을 배제하는 아이러니를 경험한 것이다.

치매 발병률이 높아지며 치매에 대한 관심이 점점 높아지고 있다. 하지만 치매에 걸리지 않은 사람은 치매에 걸린다는 것이 무엇인지 잘 알지 못한다. 가까운 사람이 치매 진단을 받게 되면 가장 먼저 인터넷에 치매를 검색하고 유튜브로 강의를 듣고, 가족들의 모임을 찾아가고, 치매안심센터에 등록을 한다. 치매에 걸린 당사자에게 "어때? 괜찮아?"라고 묻기보다 스스로의 불안을 해소하고 어떻게 헤쳐나갈지를 고민하면서 분주해지는 것이다. 이렇게 치매의 경험은 당사자의 경험이 아니라 주변 사람들의 경험이 된다.

미국의 사회학자인 제이버 구브리움 Jaber Gubrim 은 알츠하이머병이 대중문화로 소모되고 있다고 지적했다. 치매는 유명인들이 본인이 치매에 걸렸다고 발표하거나 치매인 배우자를 돌보고 있다는 사실을 공개하면서 이른바 '셀럽celebrity 질병'이 되고 있다. 치매에 대한 이야기는 주로 치매환자를 돌보는 가족과 친지의 눈을 통해 대중에게 전달되고 있다는 뜻이다.

환자가 겪는 기억상실, 자아의 상실, 성격 변화가 타인의 시선을 통해 전해지고 치매를 둘러싼 사회적 논의는 주로 돌봄의 어려움, 사회적인 비용에 초점이 맞춰진다. 정부가 치매 연구에 더 많은 예산을 투입하고 치매환자를 돕는 다양한 시설과 서비스를 만드는 것은 반길 일이지만 이를 위해 절망의 신화가 되풀이되며 확대되고 있음을 부인하기 어렵다. 그렇기에 치매에 대한 인식을 바꾸는 일은 언젠가 내가 치매에 걸렸을 때를 위해 대비해 이뤄져야 할 일이다. 당사자의 입장이 되어봄으로써 나의 노년 계획도 가능해진다. 그런데 치매에 걸려도 일상생활을 할 수 있다는 말에 누군가는 이렇게 물어볼 수도 있다.

"유전자가 특별한 사람만 가능한 일 아닌가요?"

07

겁먹지 않는 자에게
치매를 이길 힘이 생긴다

치매에 걸리지 않기 위해 열심히 운동하고, 책을 읽는 등 예방 활동을 했던 사람이 치매에 걸리게 되면 어떻게 될까? 이 사람은 많은 노력을 통해 뇌를 건강하게 만들었고 치매에 걸리는 임계점을 높였다. 그럼에도 자신에게 주어진 한계에 도달했다고 할 수 있다. 그런데, 문제는 치매에 걸렸다는 진단을 받는 순간, 모든 노력이 허사가 됐다고 생각하며, 그동안의 삶을 포기해 버린다. 치매가 됐으니, 더 이상 아무것도 할 수 없다고 생각하며 무력하게 무릎을 꿇고 만다. 하지만 뇌과학의 발전으로 치매에 걸려서도 뇌세포가 재생되고 제한된 가운데에서도 새로운 것을 학습하는 것이 가능하다는 점이 밝혀지고 있다.

어제까지의 희망이 치매 진단을 받는 것으로 절망으로 바뀌지는 않는다. 치매 예방은 단지 치매에 걸리지 않기 위한 노력뿐만 아니라 치매로 진단받은 후 더 진행되지 않도록 관리하는 활동을 포함해서 이해해야 한다.

치매는 생존 기간이 가장 긴 질병이다. 수십 가지 원인 질병에 의해 나타나는 증상이라서 원인 질환에 따라 생존 기간이 다르지만 다른 질병에 비해 오래 산다는 특징에서는 같다. 알츠하이머병이라면 평균 8~10년, 뇌혈관성치매의 경우 5년 전후, 루이소체치매는 6년 전후, 전두측두엽 치매의 경우 6~8년을 생존 기간으로 본다(치매의 종류에 대해서는 2장에서 자세하게 설명하겠다).

발병 연령에 따라서도 생존 기간이 달라지는데, 예를 들어 60대 초반에 알츠하이머병으로 진단을 받았다면 치매인으로 20년 이상 생존할 수도 있다. 그래서 암이나 심근경색처럼 당장 생명에 위협을 주는 급성기 질환이 아니라 만성기 질환으로 받아들일 필요가 있다. 고혈압이나 당뇨병처럼 관리만 잘하면 생존에는 문제가 없다.

물론 치매는 발병 이후 점차 증상이 중증화된다는 점이 문제다. 치매 진단을 받은 이후의 과정은 크게 초기, 중기, 중증의 세 단계로 진행된다. 치매는 이미 패배가 정해진 전투이기 때문에 처음부터 싸울 힘이 나지 않을지도 모른다. 다만, 잊지 말아야 할 것은, 치매는 치료가 불가능하지만 초기의 비교적 좋은 상태를 오래 유지할 수 있다는 점이다.

또 이 세 단계가 누구나 똑같이 진행되는 것이 아니다. 치매로 진단받았어도 오래도록 일상생활을 유지하는 사람이 있는가 하면 경증 치매로 진단받고 몇 개월 만에 거의 기억을 잃어버리고 혼자 생활하는 것이 불가능해질 정도로 빠르게 나빠지는 경우도 있다.

만약 치매 진단을 받더라도 초기 단계에서 잘 관리한다면 일상을 누리는 것이 가능해진다. 하지만 많은 경우 치매라는 진단을 받는 순간 절망해 그동안의 노력에서 손을 놓아버린다. 자포자기하는 경우 치매는 급속도로 나빠지기에 오히려 조기 진단이 기대한 효과를 거두지 못하게 된다. 차라리 치매인 줄 모르고 평소의 생활을 계속하는 것이 나을 뻔한 경우도 없지 않다.

패자부활전, 뇌 가소성

뇌는 좌뇌와 우뇌, 두 개의 반구가 신경섬유 다발인 뇌량corpus callosum으로 연결돼 있다. 좌뇌는 흔히 논리적·분석적·이성적 판단을 하며 언어능력, 계산 능력을 발휘하며 우뇌는 이미지 정보를 처리하고 감정을 관장하며 통합적·직관적 사고를 하는 것으로 알려져 있다.

뇌의 앞부분에 해당하는 전두엽frontal lobes은 언어와 운동의 중추이며 창조적 사고와 판단력을 담당한다. 측두엽temporal lobe은 전두측두엽 치매라는 치매 유형이 있을 정도로 치매와 상관이 높은데, 측두엽에도 기억의 중추가 자리 잡고 있으며 청각 정보를 처리하는 역할을 한다.

두 개의 반구와 전두엽, 측두엽 등을 둘러싼 대뇌피질cerebral cortex에서는 단기기억이 장기기억화하고, 뇌의 심층부에 자리한 해마hippocampus는 단기기억을 처리한다. 중간뇌는 자율신경계를 조절해 체온과 혈당을 조절하는 등 뇌의 부위에 따라 역할이 다르다. 이처럼 우리 뇌가 특정 영역별로 기능이 분화돼 있다는 입장을 '국소화 이론' 또는 '기능 국소화설'이라고 부른다.

미국 노스캐롤라이나에 거주하는 캐머런 모츠는 세 살 때부터 갑자기 발작을 일으키기 시작했다. 장난감을 가지고 놀다가도 온몸이 뻣뻣하게 굳으면서 바닥에 머리를 박고 쓰러지는 일이 빈번했다. 끔찍한 고통으로 비명을 지르며 발작하는 그녀의 질병은 라스무센 증후군, 뇌의 한쪽이 파괴되는 질환이었다. 의사들은 뇌의 절반을 제거하는 반구절제술을 제안했지만 그녀의 부모는 쉽게 받아들이기 힘들었다. 괴사한 좌뇌를 제거하면 언어능력과 시각-운동의 협응 능력을 잃어버리기 때문이다. 하지만 소녀의 고통을 끝내기 위해서는 수술 이외의 방법은 없었다. 일곱 시간에 걸친 대수술과 4주에 걸친 재활이 무사히 끝난 뒤 그녀는 걸어서 집으로 돌아갈 수 있었다. 약간의 보행장애는 있었지만 보통 아이들처럼 학교에 입학하고, 친구와 사귀고, 학교 수업을 따라잡을 수 있었다.

좌뇌 전체를 절제했음에도 좌뇌의 능력이 완전히 사라지지 않은 것은 뇌가 갖고 있는 신비한 능력 때문이다. 뇌에서는 특정 영역이 손상되고 난 뒤에 다른 영역이 활성화되면서 잃어버린 기능을 대신 수행하는 현상을 볼 수 있다. 우리 뇌를 이루는 세포는 일정한 주기로 계속 재생되는데, 새로 생성된 세포가 기존 신경 네트워크에 통합되면서 질병으로 인한 신경 손상을 보완할 수 있기 때문이다. 이를 '뇌의 가소성neuroplasticity'이라고 부른다. 현대 신경과학에서는 순수 국소화설보다 뇌 영역이 연결돼 네트워크로 협력한다는 뇌 가소성 관점이 더 강조되고 있다.

인간의 뇌는 태어난 이후에 급속하게 뇌세포 분화가 이뤄지며 어떤 기능으로든 전환될 수 있기 때문에 어린 소녀의 뇌에서 일어난 기적은 어느 정도 예상할 수 있었다. 그런데 이러한 뇌 가소성은 나이 든 뇌, 심지어 치매에 걸린 뇌에서도 일어날 수 있다고 한다.

뇌는 외부 환경의 변화, 새로운 경험, 학습 등에 따라 끊임없이 구조적·기능적으로 변화한다는 점에서 순응적인 특징을 갖고 있다. 뇌세포는 계속해서 생성되고 사멸하며, 뇌세포와 뇌세포를 이어주는 시냅스가 자극과 반응의 신호전달을 반복하면서 더욱 촘촘하게 연결된다.

신경회로는 언어나 운동기능 습득이 왕성한 유년기 때 가장 활발하게 형성되며 활동성이 최대에 이른다. 성년기나 노년기에 이르면 신경회로의 형성이 둔화하지만 여전히 새로운 언어나 운동 기술을 습득하는 뇌신경 가소성이 유지된다. 이 때문에 인간은 평생 배우고 익힐 수 있는 것이다.

예전에는 뇌세포가 한 번 사라지면 더 이상 재생되지 않는다고 알려졌지만 뇌에서도 계속해서 세포분화가 일어난다는 점이 밝혀졌다. 이는 치매환자에게서도 마찬가지임이 최신 의학 논문을 통해 보고되고 있다. 즉 치매에 걸려서도 새로운 정보를 받아들이며, 최소한의 학습이 가능하다.

치매 진단을 받더라도 여전히 희망을 가질 수 있는 또 다른 이유가 있다. 뇌의 상태를 바탕으로 이뤄진 진단과 실제 환자의 상태가 반드시 일치하지는 않기 때문이다. 뇌의 상태를 보여주는 아밀로드 이베타와 타우단백질tau protein 등의 바이오마커biomarker로 판단할 때는 혼자서 생활하기 어려운 정도지만 생활하는 모습을 보면 정상인과 크게 다르지 않는 경우도 있다.

내 친구의 어머니는 치매 진단을 받은 지 9년째인데도 남편이 운영하는 가게에서 일을 돕고, 지하철을 타고 딸을 방문한다고 한다. 물론 중간에 길을 잃고 헤매는 일이 없지는 않았지만, 대부분의 환자가 중증의 상태에서 아무것도 못 하고 살아가는 것에 비하면 놀랍지 않을 수 없다.

2장

사랑은
치매도
멈추게 한다

치매 예방에 효과적인 지식
그리고 감정

앞서 소개한 하루코 씨는 처음에는 자신의 치매를 믿을 수가 없어 여러 번 검사를 받았다고 한다. 하지만 결과는 똑같았다. 그렇게 최종 진단을 받은 뒤에 '그래서 그랬던 거구나' 하며 안심했다고 한다. 어떻게 그렇게 태연할 수 있느냐는 친구의 말에 그녀는 "그동안 치매에 대해 공부해 왔어. 그래서 치매가 어떤 것인지, 어떻게 하면 되는지 충분히 알고 있어. 도움을 받으면 원래의 나다운 생활을 계속할 수 있다는 것도 알아"라고 답했다. 치매를 미리 준비했던 것이다.

2023년 통계청 사망원인에 따르면 치매는 암, 심장질환, 폐렴, 뇌혈관질환, 자살에 이어 6대 사망원인에 해당한다. 치매 예방을 강조하고 치매에 대한 정보가 쏟아지지만 부정적인 내용이 대부분이다. 대체로 '치료할 수 없는 질병'이라는 낙인이 절망을 부채질한다. 하지만 치매는 자연스러운 노화의 부산물이며 충분히 천천히 진행되게 만들 수 있다. 이제 치매란 무엇인지 제대로 알아보자. 100세에도, 치매에 걸리더라도 나다운 삶을 살아갈 수 있는 마음의 준비를 해보도록 하자.

08

치매에 대한 앎이
노년의 삶을 바꾼다

　예전에는 치매를 노망이라고 불렀다. 동네에는 으레 노망이나 자기 집을 찾지 못하는 노인이 한둘은 있었다. 모두 대수롭지 않게 여겼다. 누구 집 할머니인 그 노인은 저녁이 되면 가족들이 손잡고 집으로 데려가기 때문이었다.

　노망이 현대 의학의 최대 관심사로 떠오른 것은 1900년대 초 독일의 알로이스 알츠하이머 Alois Alzheimer 박사가 50대에 사망한 여성의 뇌를 해부한 것이 계기가 됐다. 그녀는 사망하기 전, 기존의 의학 지식으로 이름 붙이기 힘든 이상한 행동들을 보였는데 해부를 해보니 그녀의 뇌에는 뇌이랑 brain gyrus 마다 단백질 덩어리가 엉겨 있는 것이 확인됐다. 이를 발견한 알츠하이머 박사의 이름을 따, 알츠하이머병으로 부르기 시작했고, 이후 100년에 걸쳐 이 질병은 점점 더 유명해지게 됐다.

각양각색인 치매의 종류

치매와 거의 동일하게 쓰이는 알츠하이머병은 정확히는 치매를 일으키는 많은 질환 중 대표적인 것에 해당한다. 치매의 원인 질환은 200가지가 넘는데, 유독 알츠하이머병이 국내 치매환자의 75퍼센트를 차지할 정도로 많아서 치매라고 하면 알츠하이머병이라고 생각하게 된 것이다. 이 밖에도 뇌혈관성, 파킨슨병, 전두측두엽 퇴행으로 인한 치매가 큰 비중을 차지한다.

알츠하이머병의 원인은 아밀로이드베타와 타우단백질의 축적에 있다고 한다. 아밀로이드베타와 타우단백질은 뇌세포에서 정상적으로 형성되지만, 각각 세포 밖과 안에 비정상적으로 축적될 때 문제가 생긴다. 단백질 축적은 오랜 시간에 걸쳐 이뤄지며 결국 기억을 담당하는 해마와 대뇌피질에 영향을 미치게 된다. 따라서 알츠하이머병의 대표적 병증은 기억 문제, 특히 단기 기억력이 크게 떨어지는 것이다. 최근의 일을 기억하지 못하거나 주변 사람의 말을 이해하지 못하고 기억 착오로 다른 사람들과 갈등을 겪기도 한다. 치매 중기에는 불안하고 초조한 행동이 늘어나며 배회하는 문제를 일으키다가 병이 더욱 진행되면 점차 반응이 없어지고 무감동한 상태가 된다.

두 번째로 많은 유형이 뇌혈관질환으로 인한 혈관성치매로 뇌 조직에 손상이 일어나면서 나타난다. 알츠하이머성 치매는 초기에 주변 사람들이 잘 알아차리지 못하는 데 반해 뇌혈관성치매는 초기부터 편측 마비, 걸음걸이의 이상, 발음이 어려워지는 구음장애, 음식을 잘 삼키지 못하는 연하곤란, 언어장애 등의 증상이 나타나 쉽게 식별된다. 초기 증상이 어느 정도 유지되다가 갑자기 악화되는 계단식 변화 패턴을 보이는 특징도 있다. 이 밖에 의욕 상실, 우울, 무감동 증상을 보이며 야간에 배회하거나 밤낮이 바뀌는 등의 특징을 보인다. 고혈압, 당뇨병, 흡연, 고지혈증 등을 앓는 사람들에게서 나타날 위험이 높다.

세 번째로 많은 유형이 루이소체치매다. 파킨슨병이 원인으로 알려져 있어 파킨슨병과 구분 없이 불리기도 한다. 루이소체치매와 파킨슨병은 모두 뇌세포를 손상시키는 알파시누클레인α-synuclein이라는 단백질에 의해 발병하며 모두 움직임이 느려지고 걸음걸이가 나빠지는 특징을 가지고 있다.

그렇다고 해도 파킨슨병이 루이소체치매와 완전히 일치하지는 않는다. 파킨슨병은 발병 후 1년이 지나면 치매 증상이 나타나며 환자의 약 40퍼센트가 치매를 앓게 된다. 루이소체치매는 치매 증상이 먼저 생기고 파킨슨병 증상을 보이거나 거의 동시에 나타나는 특징을 보인다. 두 질환이 완전히 일치하지는 않기 때문에 돌봄과 약물 복용에 있어 정확한 진단과 치료가 필요하다.

공통점이 있다면 루이소체치매와 파킨슨병 모두 변화무쌍하다는 것이다. 혼자 잘 걷고 식사도 잘하다가 어느 순간 사람이 달라진 듯 잘 걷지 못하고 넋이 나간 것처럼 멍해지거나 옆 사람에게 심하게 의존하는 모습을 보인다. 그러다가도 다시 걷는 등 종잡을 수가 없는 행동을 한다. 여기에는 날씨나 피로, 주위에 낯선 사람이 있는 경우 심리적 긴장, 약의 영향, 혈류장애 등이 원인으로 여겨진다. 반복적인 환시와 망상도 이 치매 유형의 특징이다.

네 번째로 많은 유형인 전두측두엽치매도 다른 치매와 구분되는 증상을 가진다. 이 치매는 전두엽과 측두엽의 신경세포 소실로 발생하며 짜증, 공격성, 충동조절장애, 섭식장애 등의 행동 증상과 말을 잘 못 하고 대화의 뜻을 이해하지 못하는 언어장애가 두드러진다. 하지만 알츠하이머병처럼 초기에 기억력 저하는 심하지 않은 편이다.

또한 인격이 변한 것처럼 행동하는 경우가 많다. 평소에는 점잖고 절제하는 사람이 갑자기 옆의 사람을 무시하고 비사회적인 행동을 일삼는다. 흥분하거나 폭언, 도벽 등 비도덕적 행동을 하기도 한다. 다음은 대표적인 치매의 종류와 증상을 정리한 표다.

위의 대표적인 유형 이외에도 치매는 뇌수종, 알코올 중독, 심한 우울증 등 다양한 원인에 의해 다른 유형으로 발병한다. 이들 유형들은 인지 저하라는 공통점을 갖지만 증상이나 진행 정도가 모두 다르다. 그런 점에서 치매라는 용어는 이들을 포괄하는 큰 우산이라고 할 수 있다.

종류	대표 증상
알츠하이머성 치매	· 최근 일을 기억하지 못함 · 주변 사람들의 이야기를 이해하지 못함 · 반응이 없고 무감동함 · 말을 못 알아들으면 변명을 늘어놓음
뇌혈관성치매	· 기억이 있었다가 없었다가 함(증상이 좋았다가 나빴다가 대중 없음) · 의욕 상실, 우울, 무감동 · 야간 배회, 밤낮이 바뀜
전두측두엽 치매	· 버럭 화를 냄(흥분, 폭언) · 도둑질 등 비도덕적인 행동을 함 · 자기 멋대로 함 · 같은 동작을 반복함 · 치료를 거부함 · 비청결(목욕 거부, 양치를 하지 않음, 방을 정리하지 않음 등) · 수집벽이 있는 등 남에게 폐 끼치는 행동을 함 · 단 음식을 밝힘(과식, 이식)
루이소체치매	· 허약함(중심을 잡지 못하고 비틀거림) · 몸이 한쪽으로 기울어짐 · 보행장애, 근육 경직 · 환시 · 한밤중에 소리를 지르거나 잠꼬대 · 우울함 · 저혈압, 실신 · 약물에 지나치게 민감한 반응을 보임

질병이 아닌 증후군

　이렇듯 치매의 유형은 질병의 원인에 따라 나뉘지만 75세 이상의 노인에게서 이러한 구분을 하기란 쉽지 않다. 《인지증의 간단한 진단과 치료明日から役立つ 認知症のかんたん診断と治療》라는 책을 쓴 뇌신경외과 의사 히라카와 와타루平川亘는 "알츠하이머병을 가진 환자가 뇌혈관성치매를 가지고 있거나 알츠하이머병과 루이소체치매를 동시에 가지고 있는 등 복합적 형태로 진행되는 경우가 많다"라고 말한다.

　치매는 뇌의 노화로 일어나는 질병이다. 뇌의 노화는 우리 신체의 다른 부위에서 일어나는 노화와 마찬가지로 국소적으로 진행되기도 하지만 뇌 전반에 걸쳐 일어나기도 한다. 알츠하이머병 문제가 주를 이루면 알츠하이머성 치매, 뇌혈관성치매가 주를 이루면 뇌혈관성치매가 된다. 또는 알츠하이머병이 주를 이루면서 다른 형태의 치매 증세까지 드러내면 알츠하이머병 주도의 복합형 치매가 되는 것이다.

　치매는 공통적으로 기억 손상, 언어능력 상실, 인지기능 저하, 시공간 혼란 등의 증상을 보인다. 이렇듯 주된 특징을 중핵 증상, 이 밖에 배회하거나 폭언·폭행을 하며 같은 말을 반복하는 등의 증상을 주변 증상이라고 부른다. 치매인의 가족은 '치매에 걸린 뒤 사람이 변한 것 같다'라는 말을 많이 한다. 자기중심적이고 남의 말을 듣지 않으며 제멋대로 군다는 것이다. 그런데 이들의 이야기를 들어보면 모

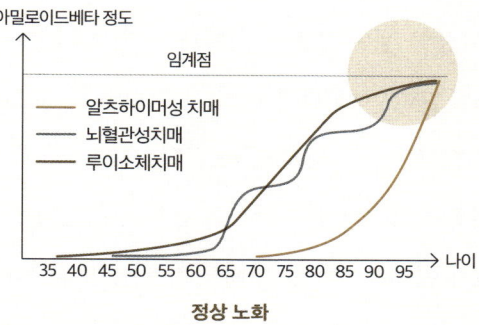

정상 노화

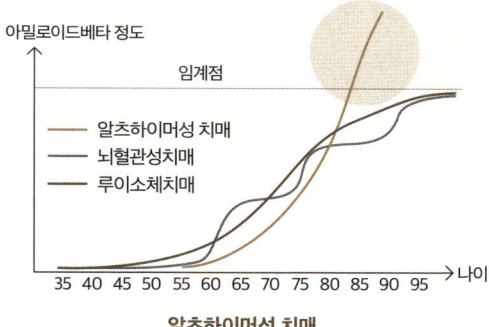

알츠하이머성 치매

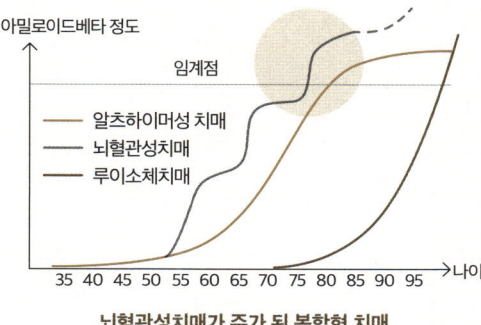

뇌혈관성치매가 주가 된 복합형 치매

든 치매가 다 다른 증상을 보인다. 그뿐만 아니라 치매에 걸린 뒤의 경과와 그 사람의 생활 능력도 편차가 크다. 히라카와는 "사람마다 얼굴 생김새가 다른 것처럼 우리의 뇌도 모두 다 다르다. 치매의 모습도 환자의 숫자만큼 다양하다"라고 말한다.

'치매는 질병이 아니라 증후군'이라는 말을 종종 쓴다. 질병은 원인과 발병기전이 비교적 명확한 상태를 말하지만, 증후군은 여러 증상이 함께 나타나는 것을 말한다. 즉 치매는 다양한 원인 질환에 따라 기억력 저하, 인지장애, 행동 변화 등 증상의 변화를 가져온다. 사람마다 다른 증상이 나타나는 것은 사람이 가진 원인 질환이 다를 뿐 아니라 그 사람의 성격, 생활 방식이 모두 다르기 때문이다.

09

사실 우리는
이미 치매환자

　　치매에 대해 부정적인 이유로는 '현대 의학 수준에서는 치매를 정복할 수 없다'라는 생각 때문일 것이다. 치매를 의료적인 관점에서만 생각한다면 희망을 갖기 어렵다. 물론 치매를 다루는 방법으로 의료적 접근은 매우 중요하다. 실제로 치매를 예방하고 치료할 수 있는 신약이 개발되기를 많은 사람이 기다리고 있다. 하지만, 치매를 극복의 대상, 전쟁을 치뤄서라도 뿌리를 뽑아야 하는 악으로만 대한다면 어떻게 될까?

　이미 치매를 가진 사람은 비정상, 바람직하지 못한 상태로 여겨지며, 사람들에게 민폐가 되고, 사회적으로 보호 또는 관리돼야 하는 존재가 된다. 전문가들은 간혹 우편함의 구멍을 통해 세상을 보는 우행을 저지른다. 치매를 가진 사람을 대하는 의사들은 이들의 머리 속에 쌓인 아밀로이드베타만 보고 있는지 모른다. 환자에게는 자신의 방식으로 건강을 지키고 삶의 어려움을 극복해 가는 회복력이 있음을, 그의 곁을 지키는 가족과 친구들이 있다는 사실을 망각해 버리는지도 모른다.

치매에 걸리는 일반적인 과정

치매의 발병 과정에 대한 병리학적 설명을 살펴보자. 생물학을 의학에 적용해 질병의 진단과 치료, 예방에 활용하는 생물의료학에서는 치매의 대표적인 원인 질환인 알츠하이머병의 발병 원인으로 뇌에 아밀로이드베타와 p타우단백질 p-tau protein이 차곡차곡 쌓이는 것을 든다. p타우단백질은 타우단백질이 인산화된 형태를 말한다.

아밀로이드베타와 타우단백질은 모두 생명의 기본 물질인 아미노산으로 이뤄진 단백질이다. 따라서 아밀로이드베타와 타우단백질은 생명 활동에 꼭 필요하지만 이 단백질들이 잘못 접히고 엉뚱하게 연결되면 문제가 발생한다. 뇌세포와 시냅스에 아밀로이드베타가 엉겨 붙고 침전물이 생기게 되면 시냅스와 신경망에 결함이 생기며 세포 구조가 파괴되기 때문이다. 이는 유전 정보를 가진 DNA와 RNA에 결함과 염증을 일으키고 결국 신경세포를 사멸시킨다.

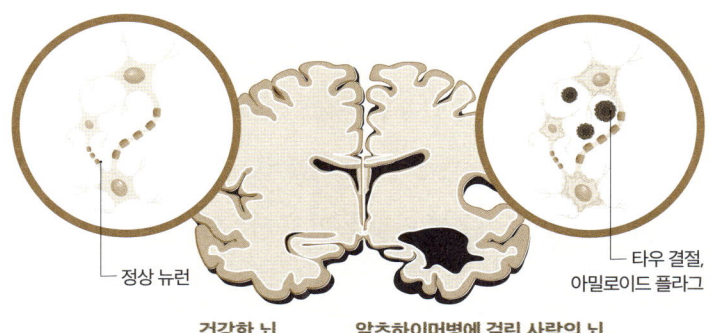

정상 뉴런 　　　　　　　　　　　타우 결절,
　　　　　　　　　　　　　　　아밀로이드 플라그
　　건강한 뇌　　알츠하이머병에 걸린 사람의 뇌

이러한 현상은 나이 든 몸에서 자주 일어난다. 그런데 아밀로이드 베타는 치매환자의 뇌에만 있는 것이 아니라 인지가 건강한 노인들의 머리에도 그득하다. 심지어 30~59세 중장년층에서도 아밀로이드 베타가 축적되는데, 중요한 점은 뇌에는 이를 제거하는 기능 역시 갖춰져 있다는 것. 낮 동안의 뇌 활동으로 다량 만들어진 아밀로이드 베타는 수면을 하는 동안 림프류에 의해 씻겨나간다. 즉 아밀로이드 베타가 치매를 바로 일으키지 않는다는 뜻이다. 실제로 생물의료학계에서는 아밀로이드베타 이론을 비판하는 이도 적지 않다.

그렇다고 아밀로이드베타가 문제가 되지 않는다는 의미는 아니다. 아말로이드베타가 거대한 댐을 무너뜨리는 작은 구멍이 되기 때문이다. 치매와 관련해 세계에서 영향력이 가장 큰 미국 알츠하이머협회AA는 자국의 국립노화연구소NIA와 함께 치매의 진단 기준으로 ATN 프레임워크amyloid beta, tau protein, neuroflammation framework를 제시한 바 있다.

이 모델은 뇌세포에 아밀로이드베타 축적이 일어나면 시냅스기능 장애가 일어나고, 이어서 타우단백질에 인산이 결합하면서 타우가 축적되고, 2차적으로 뇌신경 손상이 일어나는 연쇄적 과정을 강조한다. 2차 신경 손상 이후에 비로소 인지 저하와 치매의 2차 증상이 나타난다는 것이다.

이런 변화를 시각적으로 표현한 것이 미국의 비영리 학술 의료 센터인 메이요 클리닉Mayo Clinic이 2010년에 발표한 사인곡선dynamic biomarkers of the alzheimer's pathological cascade이다. 이를 나타낸 아래의 그래프에서는 몇 개의 사인곡선이 시간이 흐름에 따라 연쇄적으로 이어진다. 나이 들수록 뇌의 퇴행적 변화가 점진적으로 이뤄지는 것을 볼 수 있다.

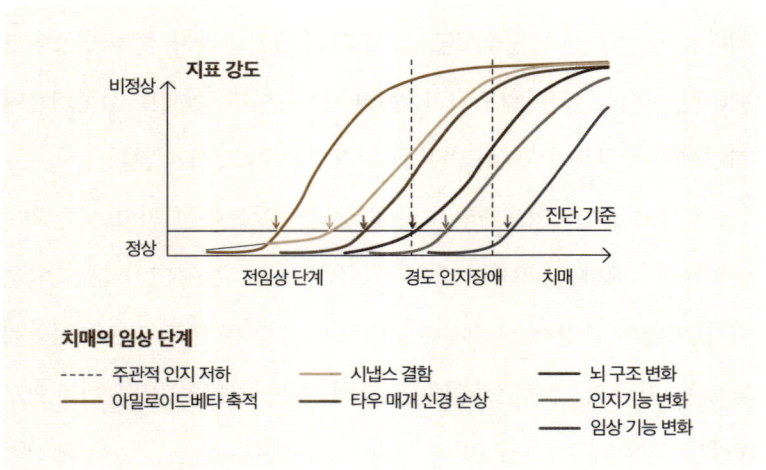

치매의 단계별 증상

뇌신경학자들은 치매 발병의 원인인 아밀로이드베타를 제거해 치매의 싹을 뿌리 뽑고자 한다. 치매에 대한 의료생물학적 접근은 궁극적으로 치매라는 상태가 우리 뇌에 싹을 트지 못하게 하는 것을 목표로 한다.

수많은 연구자의 노력으로 알츠하이머병을 유발하는 유전자를 찾아냈고 치매를 조기 발견하기 위한 검사 방법들이 개발됐다. 아밀로이드베타의 축적 속도를 확인하는 검사인 아밀로이드PET로 뇌세포에 달라붙은 플라그plaque를 촬영하고 MRI 장치로 위축된 뇌의 영상을 찍어 병에 걸렸는지를 확인해 주고 있다.

2023년 미국 알츠하이머협회와 국립노화연구소는 인지기능과 생리학적 변화를 기준으로 과거 '초기-중기-말기'의 3단계, '정상-경도인지장애-초기-중기-중증'의 5단계를 7단계로 바꿨다. 이는 뇌영상 기술과 치매 연구의 발전으로 인해 치매를 초기에서부터 검진하고자 하는 시도로 볼 수 있다.

이를 통한 교훈으로는 치매로 진단받았다고 해서 바로 일상생활이 어려워지는 것은 아니라는 점, 치매가 매우 다양한 단계로 이뤄짐을 이해할 필요가 있다. 다음은 단계별 치매 증상을 자세히 정리한 표다.

단계	증상
1기	인지기능은 정상으로 보이지만 뇌에 병리학적 변화가 나타남.
2기	가벼운 인지장애가 나타남. 대개는 건망증과 구분이 어려움.
3기	경도 인지장애로 진입함. 길을 잃거나 올바른 단어를 찾지 못함.
4기	중등도 치매. 단기 기억력이 떨어지고 자신의 지난날 중 일부를 기억하지 못함.
5기	인지기능이 계속 떨어지면서 일상생활 영위에 다른 사람의 도움이 필요해짐.
6기	중증 치매. 지속적인 감시와 보살핌이 필요함. 가족과 친구 대부분을 기억하지 못하고 성격이 변함.
7기	죽음이 가까워지고 있음. 운동기능이 떨어지고 소통이 불가능함. 대소변을 가리지 못하고 밥을 먹여줘야 함.

1기는 겉으로는 정상으로 보이며 아직 치매 진단이 내려지기 전인 무증상 전임상 단계다. 뇌에서 아밀로이드베타 덩어리가 보이며 치매의 조짐이 있으니 조심하라는 경고를 위해 만들어졌다.

증상이 없고 진단이 없다면 그것을 '건강한 상태=질병에 걸리지 않은 상태'라고 해석해야 하는데, 왜 굳이 '무증상 전임상'이란 터무니없는 이름을 붙여서 치매 단계에 포함시키는 것일까? 현재 승인된 치매약(항아밀로이드 약물)은 증상이 이미 나타난 상태에서는 효과가 적다. 치매가 발병하기 전에 약물을 사용함으로써 치매 치료의 효과를 볼 수 있기 때문에 증상이 나타나기 전을 치매 진행 단계에 포함시키는 것이다. 이러한 적극적인 연구와 약물 개발은 언젠가는 치매로부터 자유로운 세상을 만들어줄 수 있으리라는 희망을 갖게 한다. 하지만 치매를 뿌리 뽑기 위해 모든 노력이 이뤄지는 동안, 현재 치매에 걸린 사람들은 부정적인 프레임에 갇히게 된다는 점을 간과해서는 안 될 것이다.

질병, 즉 건강하지 않은 상태는 어떤 것인가에 대한 기준은 절대적이지 않다. 삶과 죽음 사이에 무수한 단계가 있듯 건강함과 건강하지 않음 사이에도 회색지대가 있다. 질병 진단 기준은 절대적이지 않으며 관점과 시대에 따라 달라진다. 이를테면 2017년 고혈압의 기준은 150/90(수축기/확장기)mmHg였지만 몇 년 사이에 140/90mmHg로 낮아졌다가 다시 130/80mmHg로 바뀌었다. 미국의사협회AMA와 미국가정의학회AAFP의 고혈압 진단 가이드라인이 바뀌는 동안 미국에서만 수천만 명이 새로 환자로 등록되고 고혈압약을 복용하라는 의사의 권고를 받았다.

물론 보다 엄격한 기준을 제시함으로써 더 많은 사람이 자신의 혈압에 대해 경각심을 갖고 자신의 몸을 돌보는 예방적 효과를 얻을 수 있다. 하지만 이러한 기준의 강화가 더 많은 사람을 의사의 진료실로 보낸다는 점을 부정하기 어렵다.

치매 역시 증상이 나타나기 훨씬 전에 검사를 받아야 할지도 모르겠다. 기억력 저하나 심각한 건망증으로 가족의 손에 이끌려 진단을 받으러 가는 것은 옛날 일이 될 듯하다. 지금은 60세 이상에게 권장되는 치매 검사의 의무 연령이 언젠가는 40세로 낮춰지고, 뇌에 쌓인 아밀로이드베타를 촬영하도록 권고받을지도 모르겠다.

  본인이 기억력과 주의력에 문제가 있다는 것을 인지하기도 전에 무증상 전임상이란 조기 경보를 받고, 해마다 치료제를 구입하고, 예방 프로그램에 참여하기 위해 지갑을 열고 또 그동안 얼마나 나빠졌는지 불안해하며 매년 뇌를 촬영하게 될지도 모른다. 치매로 진단받기 30년 전에 내려지는 이런 조기 경보는 도대체 누구에게 도움이 될까?

10

끝낼 수는 없어도
늦출 수는 있다

의료계는 조기 치매 진단이 치매를 정복하는 거름이 되도록 노력하고 있다. 이를 위해 세 가지를 강조하는데, 가장 먼저 유전자가 치매 발병에 미치는 영향을 연구해 치매에 걸릴 위험이 높은 사람들을 골라내려 한다. 그런 다음 그들에게 조기 검진 받기를 권유해 일찍 치료를 시작하게 하고, 이 약물치료가 치매 완치로 이어지도록 유도한다. 그런데 현재, 생물 의료적 접근을 기반으로 한 이 계획이 얼마나 잘 이뤄지고 있을까? 현실은 우리가 기대한 것과는 조금 다르며 바로 이 간극이 지금 우리가 치매에 대해 바로 알아야 할 지점이다.

실패했거나 아쉬운 인류의 치매 정복기

치매 유전자로 주목받는 것이 '아포지단백E 에타4형APOE ε4'이다. 한국 사람들이 이 유전자를 많이 가진 것으로 알려져 있지만 아프리카계, 코카시안(백인계) 인종에 비하면 오히려 낮은 편이다.

38개국의 38만 9,000여 명의 데이터를 살펴본 메타분석에 따르면 APOE ε4 유전자의 전 세계 평균 비율은 23.9퍼센트이며 아프리카에서 이 유전자 보유율이 37퍼센트로 가장 높았다. 유럽, 북미, 오세아니아에 이어 남미와 아시아인들이 약 19퍼센트로 가장 낮았다. 한국, 중국, 일본에 해당하는 동아시아인의 경우 유전자 보유율이 약 10~15퍼센트인 것으로 알려져 있다.

유전자에 초점을 맞추는 연구는 보유 유전자별로 예방과 치료를 표적화할 수 있다는 점에서 유용하다. 하지만 이 유전자를 많이 보유하고 있다는 사실을 당사자들이 알았을 때 얻는 것은 무기력함과 운명론적 태도다. '치매에 걸릴 위험이 높다'라는 점이 강조되면 사람들은 치매에 대해 더 부정적인 태도를 취하게 된다.

다음으로 조기 검진의 강조를 살펴보도록 하자. 우리나라는 2017년 치매국가책임제를 실시하면서 가장 먼저 검진 사업을 통해 치매 환자의 수를 파악하려 했다. 최근에는 노인뿐만 아니라 중장년층에게도 치매 검사를 권장한다. 증상이 나타나기 훨씬 전부터 뇌에서는 병리적인 퇴행이 일어나니 검사를 빨리 받을수록 좋다는 논리다.

치매 치료 자체는 어렵지만 미리 발견해 진행을 늦출 수 있다는 점에서 조기 검진은 절대적으로 필요하다. 다만 문제는 조기 검진을 강조하기 위해 치매에 대한 두려움을 먹이로 삼고, 이로 인해 진단받는 것이 두려워 검진받는 것 자체를 거부하는 사람이 상당하다는 점이다. 실제로 인지적 문제가 있음에도 진단을 받지 않은 숨어 있는 치매, 즉 미발견 치매환자의 수가 적지 않다.

조기 검진의 또 다른 한계는 진단과 증상이 일치하지 않는다는 점이다. 치매는 수많은 원인과 병리적인 경로를 통해 진행된다. 전 세계 70억 명 인구의 얼굴 생김새가 모두 다르듯 뇌 역시 주름의 모양, 뇌량과 골짜기의 형태가 모두 다르다. 출생, 성장, 교육, 관계, 일과 결혼 생활, 건강과 질병 등 70억 개의 서로 다른 이야기가 70억 개의 완전히 다른 뇌와 신경 체계를 만드는 것이다. 그래서 진료실에서 치매 중기라고 진단을 받은 사람이 영어 원서를 읽고 책을 쓰는 일도 가능한 것이다.

영국 이스트랭글리아 의과대학 연구진 역시 치매를 질병이 아닌, 증상으로 판별하는 것은 여전히 어려운 일이라고 말했다. 이런 이유로 예방과 치료에 집중하는 생물의료학적 관점은 치매를 가진 사람을 증상으로 대하게 되며, 하나의 인격을 갖춘 인간으로 생각하지 못하게 한다.

생물의료학적 관점이 세 번째로 강조하는 점은 약물 개발에 중점을 둔다는 것이다. 치매를 예방·치료하기 위한 약물 개발이 현재 전 세계의 유명 제약 회사와 의과대학 연구실에서 이뤄지고 있다. 하지만 지난 수십 년의 노력에도 아직까지 치매를 종식시키는 치료제는 만들어지지 않은 상태다. 2023년에 이어 2024년에 미국과 일본의 제약 회사들이 만든 치료제가 FDA를 통과했다. 하지만 이 약의 치료 효과가 치매 초기의 환자에게 국한되며 부작용도 적지 않아 불완전한 승리로 불린다.

흔히 우리가 치매약이라 부르는 것은 두 가지로 나뉜다. 하나는 증상을 치료하는 증상완화제, 다른 하나는 근본 원인을 표적으로 하는 질병 치료제다.

증상완화제는 치매가 진행되는 것을 막지는 못해도 늦추는 역할을 한다. 이 약물이 표적으로 삼는 것이 바로 세포와 세포 사이의 신경전달물질인 아세틸콜린acetylcholine이다. 기억, 학습 그리고 주의 집중 등 다양한 뇌 기능에 깊이 관여하는 아세틸콜린의 저하는 치매 발병과 밀접하게 연관된다.

앞서 치매의 원인물질로 소개한 아밀로이드베타는 바로 아세틸콜린의 농도를 떨어뜨린다. 구체적으로 설명하면, 세포는 구슬(세포핵)과 사슬(축색세포)이 연결된 형태인데 이를 통해 정보가 빠르게 이동한다. 이때 구슬-사슬로 이뤄진 하나의 단위가 약간 떨어져 있어서 이 공간을 뛰어넘기 위해서는 신경전달물질이 필요한 것이다.

신경전달물질인 아세틸콜린은 세포에서 아세틸과 콜린이라는 두 가지 물질로 존재하다가 세포와 세포 사이의 간격을 뛰어넘기 위해

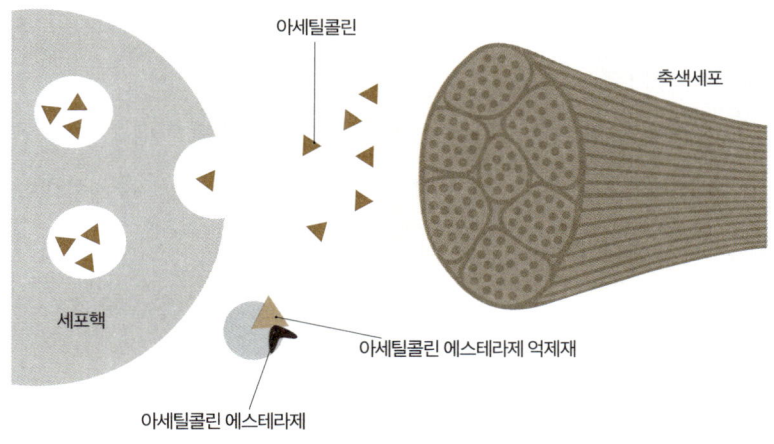

둘이 손을 잡고 아세틸콜린이 된다. 그런데 아밀로이드베타가 잔뜩 끼어 있는 뇌세포에서는 아세틸콜린 에스테라제acetylcholine esterase라는 방해꾼이 등장한다. 아세틸콜린 에스테라제는 아세틸콜린의 성분인 콜린과 결합해 아세틸을 고립시킴으로써 아세틸콜린의 농도를 떨어뜨리는 역할을 한다.

증상완화제는 아세틸콜린 에스테라제를 억제함으로써 아세틸과 콜린의 결합을 돕는다. 위의 그림은 이를 잘 나타내 준다. 이때 문제는 약물을 사용하면 일시적으로 아세틸콜린 에스테라제가 줄어들지만 어느새 더 많은 아세틸콜린 에스테라제가 만들어진다는 것이다.

일본의 뇌신경 전문의인 히라카와 와타루는 이러한 현상을 권투 시합에 빗대어 설명한다. 상대 권투선수에게 펀치를 날리면 잠시 상대방이 비틀거리지만 곧이어 더 세게 반격해 오는 것이다. 증상완화제로 치매의 진행을 일시적으로 늦출 수는 있지만 치매를 완전히 통제할 수 없다는 뜻이다.

다음으로 질병 치료제는 치매 원인에 직접 작용해 치매를 아예 뿌리 뽑는 약물이다. 잘 알려진 것으로는 아두헬름Aduhelm과 레카네맙Lecanemab, 도나네맙Donanemab이 있다. 이 약물들은 아밀로이드베타를 감소시키는 역할을 하는데, 약물의 비용은 비싼 데 비해 효과는 제한적이라는 것이 문제다.

위의 약물들이 FDA를 통과하기 위해서는 대개 18개월에 걸친 대규모 무작위 임상시험을 해야 한다. 이 연구에서 비교를 위해 가짜 약을 받은 위약 그룹의 환자들은 인지 및 기능 변화를 평가하는 표준 치매 테스트에서 기준점보다 평균 1.66점 낮은 점수를 받았다. 반면 진짜 약을 받은 참가자의 평균 점수는 1.21점으로, 인지 저하 점수의 차이가 -.45점의 효과를 얻었다. 즉 약을 먹었을 때 치매 진행을 27퍼센트 정도 늦추는 효과를 보인 것이다. 27퍼센트라는 숫자에 어떤 평가를 할 것인가? 치매로 고통받는 사람에게는 27퍼센트라는 숫자조차도 큰 희망이 될 수 있다

미국에서 레카네맙을 복용하기 위해 연간 개인이 지불해야 할 비용이 2만 6,500달러나 된다. 또 환자가 이 약을 복용하기 시작하면 부작용을 모니터링하기 위해 임상연구단에 등록해야 하는데, 이 경우 미국의 국민의료보조 제도인 메디케이드medicaid를 통해 일부 비

용을 지원받는다고 해도 여전히 비싸다. 경제적으로 어려운 계층의 사람들에게는 그저 그림의 떡일 수밖에 없다. 저소득 계층이야말로 치매에 가장 걸리기 쉬운 사람들인데 말이다.

약물에 의한 치매의 발병 조절을 평가절하할 의도는 없다. 예방 비용이 아무리 크더라도 향후 질병에 걸렸을 때 지불해야 하는 의료 비용, 요양시설 비용, 삶의 질 저하로 인한 계산이 어려운 비용까지 포함한 전체 비용보다는 훨씬 저렴하다는 주장을 무시할 수도 없다.

언젠가는 치매를 근본적으로 치료해 주는 약물이 나오기를 바라 마지않지만 지금은 치매를 약물로 치료하는 것이 불가능하기에 생물의료학적 관점만으로는 한계가 있다.

치료는 약으로 시작하지만 변화는 생활이 만든다

현재 치매에 대해 할 수 있는 일은 조기검진을 통해 빨리 질병을 발견하고, 진행을 막아주는 약물을 잘 복용하는 것이다. 치매를 진단하고 약물을 처방해 주는 것은 의사의 역할이다. 같은 약물이라도 환자마다 반응이 다르니, 정기적으로 경과를 살펴보고 약물을 조절해 준다. 6개월에 한 번꼴로 환자를 만나는 의사 입장에서 통제할 수 있는 변수는 약물뿐이다. 환자가 집에서 어떤 생활을 하는지, 식사와 수면은 어떠한지, 얼마나 자주 외출을 하는지, 얼마나 자주 웃는지, 의사는 이런 것들을 알 수가 없다. 그래서, 환자가 생각보다 좋은 예후를 보이면, '약물이 효과적이구나' 하고 판단하게 된다.

약물에 대한 의존은 치매에 국한되지 않는다. 현대인들은 자신이 겪는 신체적·정신적 문제를 약물에 의존해서 해결하려 하는데, 이에 따라 우리 삶의 거의 모든 문제가 진료실에서 질병으로 다뤄지고 있다. 의료화medicalization라고 불리는 이 현상은 종교, 법률, 교육, 가족 등 다양한 사회현상이 전부 의료의 영역으로 빨려 들어가는 과정을 일컫는다.

이러한 과정에서 의학과 연관이 없던 현상들마저 의료의 대상으로 재정의되고, 의료적 대처나 의학적 개입이 필요한 상태로 변화하고 만다. 예를 들어 청소년의 사춘기적 반항과 부주의한 태도는 ADHD로 정의되고, 젊은 사람들의 성욕 감퇴는 테스토스테론의 부족으로 진단돼 약물치료가 권장된다. 실직이나 실연으로 인한 좌절은 공황장애로, 조절이 어려운 감정은 양극성장애로 이름 붙여져 약물 처방이 이뤄진다. 건강한 삶을 추구할수록 의료에 대한 의존은 더욱 심해지는 것이다.

건강 이상은 단순히 몸의 장기나 세포 차원에서 일어나는 문제만은 아니다. 건강은 신체적·정신적 영역이 함께 손을 잡고 이뤄가는 조화다. 우리가 경험하는 문제 가운데 신체적 문제는 일부에 불과하며, 나머지는 정신적 문제들과 연결되는 경우가 많다. 가족의 해체, 불안정한 일자리, 지역사회의 해체와도 연결돼 있다. 즉 정신적 조화와 균형이 깨질 때, 우리는 알 수 없는 통증에 시달리거나 질병에 쉽게 걸리는 몸이 된다. 그런데 의사들은 환자들의 몸에만 집중하면서 그가 경험하는 불안과 좌절을 진단하지 못하는 것이다. 신경정신과 의사들 역시 마찬가지다. 이들은 〈정신질환 진단 및 통계 매뉴얼 DSM〉에 없는 고용과 주택, 외로움이라는 현대사회의 문제를 해결하지 못한다.

의사들의 입장에서 보면 치매는 치료가 불가능한 '절망의 질병'이다. 자신의 몸에서 일어나는 이상에 대해 의료적인 방식으로 해결해 왔던 우리는 치매에 대해서도 인생의 어려움에 대처하는 스스로의 역량을 믿는 대신 의사의 말을 따르기로 한다. '치료할 수 없음=환자가 할 수 있는 일이 없음'이라는 의료 전문가들의 관점을 수용하는 것이다.

11

사랑하라,
치매가 약해지도록

생물 의료적 접근은 치매를 질병으로 인식했을 때 매우 유효한 접근법이다. 그동안의 많은 연구와 임상을 통해 우리는 예전보다 우리 뇌에 대해 더 많이 이해하고 치매를 치료할 수 있는 지점들을 더 많이 알게 됐다. 효과적인 치료제의 개발 역시 점점 가까워지고 있다. 하지만 의료적 접근이 지나치게 우세하게 되면, 마땅히 이뤄져야 할 환자의 삶에 대한 관심이 줄어들 수밖에 없다.

질병을 고치는 방법이 약물치료만 있는 것은 아니다. 어떤 환경에서 누구와 함께 생활하면서 어떤 희로애락을 경험하는지에 따라 면역력이 달라지고 치료의 효과가 달라진다. 생물 의료적 관점은 치매인의 행동을 오로지 병리적으로만 판단하는데, 이것도 경계해야 할 일이다. 우리는 종종 평균을 정상으로 여기고 여기서 벗어난 행동과 성향을 병리적으로 해석한다. 마찬가지로 치매인의 행동을 모두 문제 행동으로 여기는 경향이 있다. 치매환자가 집 밖을 나가는 것을 두고 '배회'로, 자신의 소지품을 찾아 헤매면 이를 '도둑 망상'으로 부른다.

한국에서는 '치매에 걸리면 (근심과 고통을 인지하지 못해서) 환자는 천국, 가족은 지옥'이라는 말을 자주 사용한다. 하지만 치매에 걸렸을 때 정말 모든 괴로움을 잊어버릴까? 일본의 내과의사 우에다 소우上田聡는 "치매에 걸리면 통증을 느끼지 않는다고들 하는데, 이러한 말은 악의를 품은 말처럼 느껴진다"라고 말했다.

치매에 걸린 사람도 똑같은 사람이기에 고통과 실망, 기쁨의 감정을 누린다. 눈부신 햇살, 다정한 바람, 천진한 새의 속삭임 등 인간이 누릴 수 있는 감각적 쾌감도 즐길 수 있다. 생물 의료적 접근이 놓치는 점은 바로 인간은 어떤 상황에서도 다양한 자극을 통해 경험하고, 결핍 속에서도 충족되며 일상에서 행복감을 느낄 수 있다는 사실이다.

치매 노인을 자주 만나는 나는 치매 중증인 이들도 상대방을 의식하고 염려한다는 것을 알게 됐다. 언젠가 내가 찢어진 청바지를 입고 갔을 때 치매에 걸린 한 할머니가 "남편 벌이가 시원찮아? 새 옷을 사 입어야 할 텐데"라며 걱정해 줬다. 또 다른 할머니는 내게 손님 대접을 해야 한다며 자신이 갖고 있던 바나나를 내밀기도 했다.

지금 우리 사회는 치매를 관리하고 치료해야 하는 대상으로 본다. 그래서 배회하다가 사고가 나지 않도록 하는 데에만 신경을 쓰며 그 사람이 무엇을 원하는지에 대해서는 알려고 하지 않는다.

인간은 생물학적 욕구, 안전에 대한 욕구 외에도 소속과 인정의 욕구, 사회적 관계를 맺고자 하는 욕구, 자아충족 욕구, 초월을 추구하는 등 상위의 욕구를 가진 존재다. 우리는 현실을 초월하고자 하는 욕구가 있기 때문에 동물과 다르며 존엄한 존재로 인정받는다. 이 존엄성은 인종이나 나이, 장애에 상관없다. 사람은 누구나 그리고 마지막 순간까지 존엄한 인간으로 존재한다. 사람은 치매에 걸려서도 자신의 습관과 가치를 따르며 여전히 삶에 속해 있다.

환자의 뇌가 아닌 환자 자체에 집중할 것

생물 의료적 접근을 대체하기 위해 등장한 것이 심리 사회적 접근이다. 인간을 몸과 마음이 연결된 총체적인 존재로 생각하는 심리적 접근과 건강이 교육, 생활 방식, 환경에 의해 영향을 받는다는 사회적 관점을 통합한 모델이다.

심리 사회적 접근법의 첫 번째 특징은 치매의 원인을 단순히 뇌의 퇴행적 변화에서만 찾지 않고 노화, 건강 상태, 생활 습관 등 다양한 측면에서 찾는다는 점이다. 그래서 치매에 영향을 미치는 다양한 요인에 주목한다.

두 번째 특징은 치료보다는 증상 완화에 주력한다는 점이다. 현재로서는 요원한, 완전한 치매 치료보다 치매에 걸려도 최대한 일상생활을 길게 유지하는 것을 목표로 삼는다. 이를 위해 배회, 망상, 폭언 등 주변 증상을 완화하는 중재가 필요하다.

시곗바늘 돌리듯 환자의 기억을 되돌리기는 어렵지만 주변 증상을 완화할 수는 있다. 주변 증상은 케어 방법에 따라 달라진다. 이른바 '착한 치매'는 치매환자를 돌보는 사람이 당사자를 존중하며 그 사람이 필요한 것을 잘 파악해서 욕구를 충족해 주기 때문이다. 치매환자가 편안해지도록 돌보며, 증상을 완화하는 것이 심리 사회 모델에서의 대응 방법이다.

세 번째 특징은 치매를 가진 사람을 바라보는 관점이다. 치매를 가진 사람을 환자나 연구 대상이 아닌 한 명의 인격체로 바라보고자 한다. 그 사람이 자신의 고유한 모습을 유지하며 일상생활을 지속하면서 즐거움과 기쁨을 더 많이 누리게 하는 것을 목표로 한다. 생물의료적 관점에서는 치매에 집중하여 이를 치료하는 데 힘을 쏟는다면 심리 사회 관점에서는 이들의 잔존 역량을 유지하고 활용할 수 있는 것을 강조한다.

심리 사회 관점에 입각해 치매를 가진 사람이 마지막 순간까지 존엄함을 지니며 자기다운 삶을 살아갈 수 있도록 지지하는 케어 방법이 바로 사람중심케어다. 사람중심케어는 전 세계적으로 가장 윤리적이며 책임감 있는 치매 케어 방법으로 알려져 있다.

12

치매는 나쁜 감정을 타고 찾아온다

심리 사회 관점은 치매환자를 중심으로, 그 자신의 의사에 따라 살아가는 것을 도우며, 그의 생애와 환경을 치료와 돌봄에 포함하고자 한다. 치매를 가진 사람이 점점 늘어나는 가운데 생물 의료 관점과 함께 심리 사회 관점에 주목할 필요가 있다.

생물의료학적 관점에서는 아밀로이드베타를 치매의 원인으로 꼽는다. 반면 교육과 건강, 사회적 경험, 가족관계 등 생애 전반을 살피는 새로운 모델에서는 치매에 걸리는 심리적 요인으로 감정에 주목한다. 흔히 '네 심장을 따르라 follow your heart'와 '네 머리를 따르라 follow the brain'는 대립적인 표현을 사용하곤 하는데, 이는 감정은 심장에, 이성과 논리는 두뇌에 이어져 있으며 둘은 분리돼 있다는 이원론에서 나온 말이다. 하지만 감정은 우리 두뇌와 밀접하게 연결돼 있다.

치매를 예방하기 위해 외국어를 배우거나 매일 수학 문제집을 푸는 사람들을 봤다. 기억력과 판단력 등 인지능력을 유지하는 데 지적 활동이 도움이 되리라 믿기 때문이다. 하지만 우리의 두뇌는 계산과 논리적 사고만을 하는 기관이 아니다. 계산, 암기, 추론 능력은 인간의 뇌보다 컴퓨터 시스템이 훨씬 낫다.

우리 두뇌는 이성적인 활동뿐만 아니라 감정을 느끼고 처리하는 기능을 한다. 영국의 생물학자 찰스 다윈Charles Darwin은 감정을 '생존을 위한 도구'라고 설명한 바 있다. 예를 들어 두려움의 감정은 우리의 오감을 긴장시키고 다가오는 위험에 대비하게 만든다.

감정은 우리의 생각과 판단, 결정에 깊숙이 관여한다. 행복하거나 극단적으로 슬펐던 일을 더 잘 기억하게 만들고, 중요한 결정을 내릴 때면 감정이 선별한 기억 데이터를 바탕으로 판단한다. 인간은 그다지 이성적인 존재가 아니라는 점을 기억하자.

감정은 건강과 치매에도 큰 영향을 미친다. 행복하고 긍정적인 기분이 우리의 몸에 미치는 영향에 대해서는 현대 과학이 증언한다. 긍정적인 생각과 기분은 도파민을 분비해 우리 몸의 통증을 줄여준다. 반대로 분노와 부정적인 생각은 건강을 해치는 원인이다. 예를 들어 외로움은 담배 15개비를 피우는 것에 맞먹는 정도로 건강에 나쁜 영향을 미친다는 사실이 잘 알려져 있다.

외로움의 감정은 심혈관계에 문제를 일으키고 성격장애나 정신질환, 인지 저하, 당뇨, 관절염 등 우리가 생각할 수 있는 모든 면에서 건강을 해친다. 이제 부정적인 감정이 어떻게 두뇌 건강에 영향을 미치는지 살펴보자.

뇌를 공격하는 외로움, 스트레스, 분노

외로울 때 우리 몸에서는 신경전달물질인 글루타메이트glutamate라는 성분이 줄어든다. 신체의 주요 신경전달물질 중 하나인 글루타메이트는 뇌세포 전역에서 신호전달에 관여한다. 참고로 글루타메이트는 조미료에 들어가는 글루탐산glutamic acid이라는 성분과도 연관이 있다. 예전에 글루탐산을 많이 먹으면 공격성이 늘어난다며, 인공조미료를 쓰는 것에 부정적이었던 시기가 있다. 글루탐산의 유해성은 과학적으로 조사한 결과 건강에 큰 영향을 미치지 않는 것으로 정리됐지만 글루타메이트에까지 면죄부가 주어지지는 않았다.

우리 뇌에서는 글루타메이트 수치가 지나치게 높아도, 지나치게 낮아도 문제가 된다. 그런데 사회적 고립이 지속되면 뇌 속의 글루타메이트 수치가 과하게 낮아지면서 건강에 적신호가 켜진다. 퇴직 이후 집에서 두문불출하는 이들이 쉽게 분노하는 '올드 앵그리old-angry'가 되는 것을 흔히 목격한다. 사회적 고립이 감정을 왜곡하면서 뇌에 독가스를 뿌리는 것과 같은 문제를 일으키는 것이다.

외로운 감정은 뇌에서 염증을 늘리고 시상하부hypothalamus, H와 뇌

스트레스가 인지기능에 미치는 영향

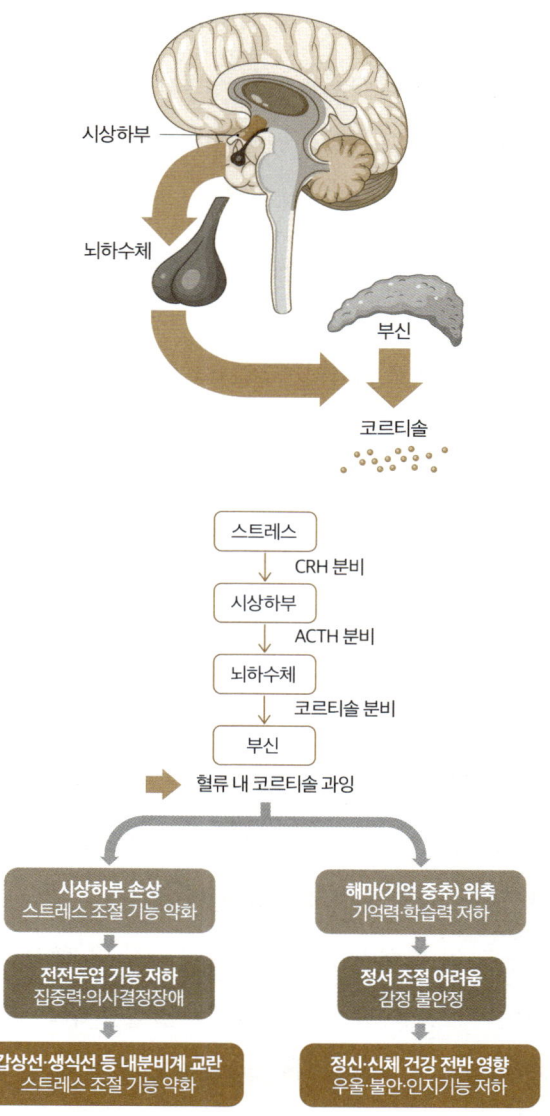

하수체pituitary gland, P, 부신adrenal gland, A 축 간의 작용을 촉진한다. 시상하부는 뇌의 깊은 곳에 위치하며, 체온, 식욕, 수면, 스트레스 반응 등을 조율하고 뇌하수체에 명령을 보내는 역할을 한다. 뇌하수체는 '호르몬 조절의 총사령부'로서, 여러 호르몬을 분비해 성장, 대사, 스트레스 반응 등을 조절한다. 신장 위에 위치한 부신은 뇌하수체의 지시에 따라 CRH, ACTH, 코르티솔cortisol 같은 스트레스 호르몬을 분비해 몸이 위기 상황에 대응하도록 한다. 즉 '시상하부 → 뇌하수체 → 부신'으로 이어지는 HPA 축은 스트레스가 뇌에서 몸으로 전달되는 주요 경로가 된다.

외로운 감정은 이런 경로를 통해 사람들이 작은 일에도 과민하게 반응하도록 만든다. 누군가가 나를 해치거나 모욕하거나 조롱한다고 믿게 되는 것이다. 그래서 만성적으로 외로움을 느끼는 사람들은 늘 두려움을 느끼고 작은 스트레스에 과민하게 반응하고 타인을 공격적으로 대한다. 이러한 생리적 현상이 지속되면 사람들과 더 갈등을 빚고 스트레스 수치는 더 높아지는 악순환이 일어난다.

노년기 외로움과 사회적 고립이 치매의 위험 요인이라는 것은 세계적인 치매 연구자들이 모인 랜싯치매위원회Lancet Commission on dementia의 연구에서도 잘 밝혀져 있다. 정신장애 및 우울 증상 역시 치매의 위험을 높이는 것으로 잘 알려져 있다. 외로운 사람은 더 쉽게 부정적인 감정에 휩싸이고 기억력과 사고력에 문제를 일으키는 등 치매가 일어나기 쉬운 뇌가 돼버리는 셈이다.

50대 후반의 남성 A는 외국 대학에서 박사학위를 받고 국내 연구소에서 근무하는 엘리트였다. 두 딸이 모두 의과대학을 졸업하고 병원에 취업하면서 인생의 큰 과업도 해결했다. 부인과 등산과 종교 활동을 즐기면서 골든타임을 즐기는 그에게서는 치매의 위험 요인을 찾아볼 수 없었다.

그러던 어느 날, 담당 프로젝트에 갑자기 제동이 걸리면서 하루아침에 모든 것이 산산조각 났다. 함께 연구했던 동료가 전부 등을 돌리며 연구 윤리 위반, 배임·횡령 등의 책임까지 떠안게 됐다. 사용하던 컴퓨터와 핸드폰까지 압수당하고 연구 상급 기관과 검찰의 수사를 받는 등 평생 겪어보지 못한 수모와 고초를 겪었다.

2년간 이어진 지리한 소송 끝에 부하 직원의 모함이 밝혀지면서 사건이 종결됐지만 그동안 느낀 초조와 불안, 배신감이 그의 뇌를 완전히 망가뜨렸다. A는 60세가 되기도 전에 알츠하이머병 진단을 받았고, 회복되지 않은 긴장과 스트레스가 쉴 틈 없이 그의 뇌를 먹어 치워 삽시간에 중증으로 진행돼 버렸다.

심각한 스트레스와 분노 역시 치매에 걸리기 쉬운 뇌를 만든다. 면역체계에 영향을 미치고 기억력에 악영향을 미치는 코르티솔 호르몬 분비를 촉진하기 때문이다. 또한 뇌에 신경 염증을 일으키고 뇌 시냅스 연결까지 파괴한다. 스트레스로 인한 부정적인 감정이 가슴을 새카맣게 태우고 뇌에서는 아밀로이드베타가 쓰레기처럼 쌓이면서 치매를 가져오는 것이다.

많은 사람이 치매에 대해 막연한 두려움을 품고 있는데, 이 관점에서 보면 치매에 집착할수록 치매에 더 쉽게 걸리는 몸이 된다는 뜻으로 해석할 수 있다. 질병에 대한 두려움이 스트레스로 작용하고 만성적인 스트레스는 자율신경계의 시상하부를 자극하며, 이후 뇌하수체, 부신, 갑상선thyroid, T, 생식선gonad, G, 장gastro, G 축(HPATGG축)순의 연쇄 고리를 타고 해마를 쪼그라들게 한다.

동시에 코르티솔의 분비를 촉진해 시상하부를 손상하면서 뇌에서 또 한 번의 쓰나미를 일으키는 것이다. 만성적 스트레스는 말 그대로 뇌를 먹어 치운다.

어쩔 수 없는 괴로움이 찾아온다면

흔히들 치매를 인지기능과 연관해 생각하지만 감정이 치매 발병에 중요한 역할을 한다는 점을 간과해서는 안 된다. 치매를 예방하기 위해 수학 문제를 푸는 것 못지않게 감정을 달래는 것이 필요하다. 실제 치매환자를 돌보는 사람들의 보고에 따르면 한때 심각한 치매 증상을 보였던 사람들이 환경이 변화하거나 돌보는 사람이 변했을 때 증상이 줄어들기도 한다. 불안과 분노의 감정이 완화되고 편안해졌을 때 증상도 개선된다는 것이다.

반대로 행복한 노인들의 뇌는 노화가 아주 느리게 진행되며 치매로부터 안전하다. 2020년 영국 런던대학의 정신의학과 교수인 질 리빙스턴Gill Livingston은 긍정적 정서가 스트레스 반응(HPA 축)과 염증 수준을 낮춰 뇌 건강에 기여할 수 있음을 설명했고, 미국 플로리다 주립대학의 안젤리나 수틴Angelina Sutin 박사는 미국 내 노인 4,500명을 대상으로 한 '건강과 은퇴 연구'를 분석해, 긍정 정서가 높은 사람은 6년 후 인지 점수 하락 폭이 유의미하게 작다는 것을 제시했다.

그렇다면 어떻게 나의 감정을 안전지대로 데려올 수 있을까? 인간은 살아가면서 수없이 많은 괴로움과 슬픔을 경험하게 된다. 중요한 것은 괴로움과 고통에 지지 않고 회복하는 유연성이다. 그런 면에서 인생을 가장 행복하게 느낄 수 있다는 노년의 사람들은 치매를 이길 수 있는 가장 큰 힘을 가진 이들일지도 모른다.

70대 남성 P는 아내와 함께 과수원을 경영하며 살아가는 사람이었다. 술과 친구를 좋아하고 아내에게 따뜻한 애정 표현을 할 줄 모르는 흔한 남편이었다. 한번은 농번기에 일꾼을 구하지 못해 아내까지 나서야 했다. 농약을 치기로 한 날, 전날 과음을 한 그를 대신해 아내가 장비를 끌고 과수원으로 나갔다. 시간을 맞춰 약을 뿌리지 않으면 소중하게 기른 작물을 망쳐버리기 때문이었다. 그런데 그의 아내가 저녁이 되도록 돌아오지 않았다. 농약 중독으로 쓰러진 것이다.

P는 자신의 잘못으로 아내가 세상을 떠났다는 자책감, 자녀들과의 정서적 거리, 말 없는 비난 속에서 망자에 대한 애도도 마음껏 할 수 없

었다. 해소할 수 없는 고통을 술로 풀기 시작했고 술에 의지하면 할수록 주변의 사람이 하나둘 떠나갔다. 술로 인해 간도 고장 나고 뇌세포까지 망가졌다. 결국 치매로 진단받은 그는 요양시설에 입소했다. 처음에는 걸음도 제대로 못 걷고 심한 부적응 행동을 보였는데, 사회복지사가 인내심을 갖고 그의 이야기를 들어줬다. 그도 괴로운 마음을 이야기로 풀어가면서 조금씩 자기 자신을 되찾게 됐다.

아내가 죽은 지 3년이 되던 해. 상태가 나아진 P는 아들과 함께 제대로 의식을 갖춰 아내를 떠나보내면서 자신을 용서할 수 있게 됐다. 그는 요양시설에서 고요하고 평온한 삶을 이어가며 중증 치매환자들을 위해 손과 발이 돼주고 있다.

용서와 화해, 관용이야말로 우리 감정을 길들이며 치매로부터 우리를 지키는 방법이 아닐까? 또 다른 사례를 살펴보자. 국가가 치매 예방과 진단을 위해 운영하는 치매안심센터에서 만난 경도 인지장애 환자의 사연이다. 경도 인지장애는 정상적 노화와 치매 사이의 단계로 기억, 인지 등에서 어려움을 겪지만 일상생활에는 큰 지장이 없다.

그는 자신이 살아있는 시한폭탄이라며, 언제 치매로 발전할지 몰라서 불안하다고 호소했다. 치매에 관한 모든 정보와 뉴스를 빠짐없이 검색해 읽고 치매에 도움이 된다는 음식이나 활동을 실천하려고 노력한다고도 했다. 하지만 이런 노력에도 치매에 대한 두려움은 그를 끊임없이 괴롭히며 뇌를 갉아먹는다. 새벽 3시에 잠이 깨면 우두커니 앉아, 자신이 치매에 걸린 모습을 상상하며 괴로워한다.

경도 인지장애는 치매로 발병할 가능성이 높지만 가역적이라 치매에 걸리지 않을 수 있다. 하지만 그는 끊임없이 치매를 두려워하고 있었다. 이 경계와 두려움이 득이 될지 아니면 오히려 독이 될지 모르겠다. 차라리, 자신이 평소에 즐거움을 느끼는 활동을 하면서 불안과 걱정에서 벗어나는 편이 낫지 않을까?

13

회복하라, 고통받지 않았던 것처럼

영국의 유명한 의학 저널인 〈랜싯The Rancet〉은 몇 년에 한 번씩 전 세계에서 이뤄지는 모든 치매 연구를 종합해 치매의 위험 요인과 발생 기제를 정리하는 랜싯 보고서를 발표한다. 랜싯 보고서에서는 매번 새로운 발견한 내용을 추가하고 있는데, 그러다 보니 치매를 유발하는 요인이 점점 늘어나고 있다. 랜싯 보고서를 읽다 보면 치매란 결국 우리 경험의 총집합이라는 생각을 하지 않을 수 없다.

2024년 보고서에서는 아동기부터 노년기에 이르기까지 치매의 14가지 위험 요인을 다음 그림과 같이 제시했다. 치매를 유발하는 위험은 인생의 이른 시기부터 시작된다. 인간의 뇌는 매일매일 성형된다. 하루의 일과, 기분, 생각과 행동이 우리 뇌에 흔적을 남긴다. 그

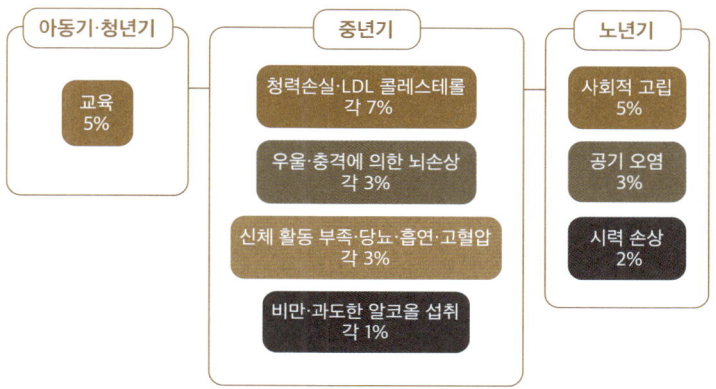

가운데 인지기능에 가장 큰 영향을 미치는 것은 교육이다. 교육은 뇌세포의 분화와 성장을 자극하고 세포들을 연결하는 시냅스를 튼튼하게 하면서 우리의 뇌를 바꿔놓는다.

중년기에는 청력 손실, 저밀도 low density lipoprotein, LDL 콜레스테롤, 우울, 충격에 의한 뇌손상, 신체 활동 부족, 당뇨, 흡연, 고혈압, 비만, 과도한 알코올 섭취가 치매를 유발하는 주요 위험 요인이 된다. 청력이 치매와 밀접한 연관이 있다는 것은 새롭게 알려진 내용이다. 그 연관성이 중년기부터 시작된다는 것을 확인할 수 있다. 권투나 미식축구 등 머리에 충격을 주는 스포츠도 치매 원인이며 나쁜 콜레스테롤로 불리는 LDL 콜레스테롤 역시 치매의 위험을 높인다.

LDL 콜레스테롤은 간에서 생성된 콜레스테롤을 혈액을 통해 말초 장기까지 운반하는 지단백이다. 생명 활동에 필수적인 역할을 하지만 체내에 너무 많이 존재하게 되면 혈관벽에 콜레스테롤 침착을 유발해서 동맥경화증과 심장질환 위험을 높인다. 신체 활동 부족, 비만, 흡연이 원인이 돼 고혈압, 당뇨가 된다면 이 모든 것이 치매와 연결될 수 있다.

노년기에는 사회적 고립, 공기오염, 시력 손상이 치매 위험을 높인다. 최근 새롭게 밝혀진 요인이 노령에 따른 황반변성·백내장, 당뇨병으로 인한 시력 손상이다. 녹내장은 알츠하이머병과 무관하지만 뇌혈관성치매인 사람에게서 높게 나타나는 것으로 보고되고 있다. 물론 시력장애와 치매가 동시에 나타난다는 것은 이 두 가지가 인과관계인지, 제3의 변인을 매개한 관계인지, 단순히 동시에 나타나는 현상인지는 아직 밝혀지지 않았다.

랜싯 보고서의 위험 요인은 대부분 이전부터 언급돼 왔던 것이다. '가방끈이 길면 치매에 잘 안 걸린다'라든가, '머리를 때리면 머리가 나빠진다'라는 등의 속설이나 알코올성 치매, 뇌혈관성치매 등 용어를 통해 상식적으로 알려져 왔다. 당뇨, 난청, 사회적 고립이 치매 위험을 높인다는 점 역시 마찬가지다.

어쩌면 치매는 어느 날 갑자기 오는 것이 아니라 살아가는 동안 내 몸에 생긴 사건과 상처가 쌓이고 쌓인 결과이자 수고로운 삶에 대한 훈장인지도 모른다. 동시에 앞서 느낀 바와 같이 우리 삶의 모든 것이 치매로 이어진다는, 그래서 치매는 절대 피할 수 없다는 생각에 빠져들 수도 있다.

하지만 랜싯 보고서가 강조하는 것은 운명론이 아니다. 가정 형편이 좋지 않아 교육을 충분히 받지 못했다면 성인 학습 기회를 살려 학위를 딸 수 있다. 운동을 즐기고 사회적 모임에 적극 참여하고 청력과 시력을 관리하는 식으로 위험 요인을 줄일 수 있다.

〈랜싯〉은 치매의 위험 요인 가운데 45퍼센트는 예방 가능하다고 결론지었다. 이때 중요한 것이 같은 경험을 긍정적으로 해석하고 수용하는 자세다. 같은 사건도 내가 어떻게 바라보는지에 따라 뇌에 미치는 영향이 달라진다. 성격만 해도 그렇다. 성격은 바꿀 수 없다는 주장도 있지만 스스로의 성격을 통찰하고 타인과의 갈등을 피하며 부정적인 일이라도 긍정적인 신호로 바꿔 뇌에 자극을 보낸다면 뇌는 지치지 않을 것이다. 더 건강하고 행복한 노후를 보낼 수 있는 기회, 즉 회복력은 바로 자신에게 있다.

치매를 늦추는 가장 확실한 힘

2024년 랜싯 보고서에서 밝혀졌듯 인생에서 심각한 트라우마를 경험한 사람은 치매에 걸릴 위험이 높다고 한다. 그렇다면 극단적인 트라우마, 이를테면 홀로코스트 같은 경험을 한 이들은 치매에 더 취약할까? 취약성과 회복력, 이 둘 중 어느 것이 힘이 셀까?

2019년 이스라엘의 노인정신과 의사 아라드 코데쉬Arad Kodesh 박사가 이스라엘 정부 자료를 분석했을 때 홀로코스트 피해자로 분류된 그룹과 그렇지 않은 그룹은 치매 발병률이 달랐다. 피해자의 16.5퍼센트가 치매에 걸린 반면 미경험자의 경우 9.3퍼센트가 치매에 걸린 것으로 나타났다. 극단적인 트라우마는 쉽게 극복되는 것이 아닌 모양이다.

주목해야 할 대목은 홀로코스트의 생존자가 전부 치매에 걸린 것은 아니라는 점이다. 일부는 무너진 삶을 다시 일으켰으며 직업과 인간관계에서 만족을 느끼고 비교적 정상적인 생활을 유지했다. 연구에 따르면, 이들의 회복력은 자신이 겪은 외상을 삶의 다른 부분들과 분리해서 처리하거나compartment, 가족과 친구 등 강력한 사회적 지지망을 구축하는 등 자신의 경험을 초월할 수 있는 방법을 찾아냈기 때문이라고 한다.

대부분의 사람이 불행하다고 생각하는 것은 무엇일까? 실직, 건강을 잃는 것, 이별? 실직은 새로운 경력으로 나아가는 데 필요한 매듭이며, 건강을 잃는 것은 건강의 소중함을 다시 느끼는 기회이며 이별은 회자정리會者定離, 인생의 본질적인 부분이다. 지금이 최악이라고 생각하지만 다음 순간 그것이 그렇게 나쁜 일은 아니었음을 알게 된다.

우주는 최고의 조화를 향해 움직인다. 지금의 내가 처한 상황은 나에게 일어나는 최선이라고 믿어보자. 그러면 '물에 빠져서도 수영을 배울 수 있다.' 어두운 기억, 좌절, 고통을 편집해서 교훈으로만 남기는 것이 필요하다.

달면 삼키고
쓰면 뱉는 편이 좋다

내 모토는 '지나간 일은 잊어버리자. 앞만 보고 나아가자'다. 그래서인지 과거의 일이 잘 기억나지 않는다. 과거에 집착하지 않으려는 것이다. 내 실수에 면죄부를 주고 과거의 실패에 발목을 잡히지 않으려는 나름의 처세술이다. 물론 그렇다고 지나간 일을 기억하는 것에 아무 의미가 없지는 않다.

과거를 기억하는 것은 미래를 상상하는 일과 밀접하게 연결된다는 연구가 있다. 뇌과학자들은 과거 사건을 기억하는 것과 미래를 꿈꾸는 것이 뇌의 같은 영역에서 유사한 방식으로 이뤄진다고 설명한다. 단어의 의미에 의존하기보다 사건이나 일화를 이루는 에피소드 정보를 활용한다는 점에서도 과거 회상과 미래 설계는 동일한 작업이다.

인간 행동을 관찰 가능한 자극과 반응의 세트로 이해하며 학습을 통해 행동이 변화될 수 있다고 보는 행동주의 심리학에서는 과거를 기억하는 것과 미래를 상상하는 것이 같은 인지과정이라고 본다. 과거를 생생하게 기억하는 뇌가 미래에 대한 상상도 구체적으로 할 수 있다는 것이다. 흔히 '부자가 될 거야'라는 상상보다 '바닷가에 100만 달러짜리 집을 살 거야' 같이 구체적으로 상상하는 것이 실현 가능성을 높인다는 '꿈꾸는 법칙 realize=vivid dream'도 이에 기반한다. 과거에 대한 기억은 미래에 일어날 수 있는 일들을 상상하고 시뮬레이

선하는 데 중요한 동력이 된다. '구성적 에피소드 시뮬레이션 가설 constructive episodic simulation hypothesis'이라고 불리는 것이 바로 이것이다.

2013년 하버드대학 심리학과의 대니얼 샥터 Daniel Schacter 박사와 연구진은 이 가설을 노인에게 적용해 봤다. 그 결과 노인은 젊은 성인에 비해 과거를 기억하고 미래를 상상할 때 에피소드의 세부 기억이 적은 경향이 있다는 것을 발견했다.

이러한 노인의 기억력 저하는 미래 사건을 상상하는 능력에도 영향을 미친다. 첫 데이트를 할 때 무슨 옷을 입었는지, 어디를 갔는지에 대한 기억이 흐릿할수록 내년에 있을 가족여행에 대해 구체적으로 상상하지 못한다.

노인이 돼서도 행복한 미래를 꿈꿀 수 있는 능력은 바로 과거를 잘 복기하는 능력에 있음을 알 수 있다. 다만 이때의 과거 기억은 행복한 경험과 감정을 이야기한다. 치매에 걸리지 않기 위해서 우리는 어제도, 오늘도 행복한 경험을 쌓아가야 한다.

14

치매환자를 사랑으로 돌보는 사람중심케어

　　심리 사회 관점에 입각해 치매를 가진 사람이 마지막 순간까지 존엄함을 지니며 자기다운 삶을 살아갈 수 있도록 지지하는 돌봄 방법이 바로 사람중심케어다. 이는 전 세계적으로 가장 윤리적이며 책임감 있는 치매 케어 방법으로 알려져 있다.

　사람중심케어는 1980년대 후반 영국 브래드퍼드대학 교수 톰 킷우드 Tom Kitwood 등에 의해 시작된 치매 케어 철학이자 실천 운동이다. 치매에 걸리더라도 인간은 마지막까지 존엄을 잃지 않으며, 치매 당사자의 신체적 욕구뿐만 아니라 심리적·정서적 욕구에 주목해야 한다는 점, 돌보는 사람이 아닌 당사자의 관점에서 돌봐져야 한다는 점을 강조한다.

돌봄과 치료의 결정 역시 당사자와 그의 협력자인 가족에 의해 이뤄져야 한다. 이를 위해서는 치매 당사자에게 여전히 자신의 일을 결정할 수 있는 역량이 있다는 사실을 알아야 한다. 치매 당사자와 가족이 자신의 삶에서 최고의 전문가임을 인정하며 그들이 치료와 일상생활의 결정권을 가질 수 있도록 해야 한다.

앞서 살펴본 2024년 랜싯 보고서에서도 사람중심케어의 필요성을 강조한다.

치매 진단 이후 약물적·비약물적 개입을 통해 그 사람의 건강, 삶의 질을 최대화하며 시설 입소를 늦추고 미래에 대한 계획을 세우도록 돕는 것이 필요하다. 이때 개입은 그 사람의 개성적인 모습에 맞게 개별화되어야 한다. 그 사람이 살아가는 삶의 조건을 고려하며 가족과 다른 케어자들을 포함해야 한다. 가족 및 케어자들의 역할과 다양한 요소를 포함한 심리·사회적 개입이 뇌신경 증상을 완화하는 데 도움이 된다는 증거들이 발표되기 때문에 이러한 다양한 중재를 활용할 필요가 있다. 또한 이러한 중재들은 사람중심에 입각해야 한다.

사람중심케어는 당사자가 마지막 순간까지 사람다움을 유지하며 삶의 질을 누릴 수 있을 뿐만 아니라 치매 진행까지 늦출 수 있다는 것을 강조한다. 이제 우리에게 주어진 숙제는 총체적인 건강을 통해 치매를 예방하며, 치매에 걸리더라도 마지막까지 삶의 의미와 존엄을 유지할 수 있음을 알고 실천하는 것이다.

사람중심케어는 기본적으로 돌봄받는 사람을 위한 방법이다. 하지만 사람중심케어의 기본 철학은 치매에 걸리지 않은 지금, 스스로를 돌보는 일에 대한 힌트를 준다.

노년의 나다운 삶을 위한 사람중심케어의 철학

사람중심케어에서 매우 중요한 부분 중 하나는 바로 감정 케어다. 잘 먹고 청결한 상태를 유지하는 등 신체적인 돌봄이 잘 이뤄지더라도 고통과 불안감을 위로받지 못하면 환자의 증상이 악화되기 때문이다.

감정의 변화는 심리 사회적 욕구에 달려 있다. 킷우드는 초점을 맞춰야 할 다섯 가지 욕구로 편안함, 애착, 정체성, 주체성, 포함을 제시한다. 이 욕구가 모두 충족될 때 비로소 사람다움, 즉 '자기다움'이 완성된다는 것이다.

첫 번째 욕구인 편안함은 신체적·정신적 편안함을 모두 말한다. 이는 걱정 근심이 없는 상태, 내면의 고요함, 침착함 그리고 위로를 받는 것을 의미한다.

두 번째 애착은 안정적인 애착 유형을 뜻하는데 상대방을 신뢰하며 관계를 유지하는 것을 말한다. 쉽게 말해 나와 상대방을 연결해 주는 애정과 유대감이다.

세 번째 정체성은 내가 지금까지 살아온 삶에 대한 모든 것을 이른다. 자기 자신이 누구인지 기억하는 것이다.

네 번째는 주체성이다. 이는 스스로 의미 있는 활동에 참여하는 것, 이를 통해 내 주변을 변화시키는 것을 의미한다. 자발적으로 참여해야 하며, 이에 대한 결정권은 나에게 있어야 한다. 다섯 번째는 포함 욕구로 '함께하기'를 의미한다. 상대방을 배척하지 않고 인정하는 행위다.

사람다움의 요건인 이 다섯 가지 욕구의 경계는 뚜렷하지 않아 각각의 욕구를 충족하기 위한 돌봄의 방법이 겹칠 수 있다. 여기서 가장 중요한 것은 바로 이 욕구들을 한데 묶는 '사랑'이다. 이 다섯 가지 욕구의 전제이자 욕구 충족을 위해 가장 필요한 감정이다.

하루하루 늙어가는 자신을 스스로 돌보는 방법도 여기서 크게 벗어나지 않는다. 평소 나의 마음을 편안한 상태에 두고, 안정적인 관계를 맺고, 스스로가 어떤 사람인지 기억하고, 내 일에 관한 결정권을 내가 가지고, 타인을 배척하지 않는 것. 이렇게 나를 늘 사랑한다면 부정적인 감정이 줄어들어 치매에 걸릴 위험도 낮아지고, 걸린다 해도 치매의 진행 속도를 늦춰 마지막까지 존엄함을 지키며 가족을 비롯한 소중한 사람들과 마지막을 보낼 수 있을 것이다.

지금까지 치매가 더 이상 두려워할 대상이 아니라는 것을 받아들이기 위해 치매에 대해 알아봤다. 이제 치매를 늦출 수 있는 방법이 있다는 것을 알았고, '사랑'을 하는 구체적인 방법을 살펴볼 차례다. 이는 크게 내가 나를 위하는 것, 상대방을 존중하는 것으로 나눌 수 있다. 먼저 나를 사랑하는 법, 내 노년을 위해 준비해야 하는 것들을 알아보도록 하자.

3장

치매에 대한 준비는 빠를수록 좋다

자기다운 노후를 위해
지금부터 해야 할 일

나는 가끔 '치매에 걸려도 괜찮아요'라고 말하는데, 이는 치매에 걸리지 않을 자신이 있기에 하는 말인지 모르겠다. '제때의 바늘 한 땀이 아홉 땀의 수고를 던다'라는 속담처럼 치매를 제대로 알고 나면 예방도 어렵지 않다. 마지막까지 삶의 의미와 존엄을 유지하기 위해서는 건강하게 늙는 것 그리고 치매에 걸리지 않는 것이 가장 좋겠지만 걸릴 때를 대비해 미리 생각하고 준비하고 부탁하는 것도 필요하다. 지금부터 준비를 해둔다면 노화와 치매에 대한 두려움도 덜어낼 수 있을 것이다.

여기서는 먼저 치매에 걸리기 전 스스로 할 수 있는 일에 대해 알아보려 한다. 내가 어떤 사람인지를 아는 것, 그리고 어떤 것이 나다운 마무리인지를 주위 사람들에게 알기 쉽게 전하는 것이 필요하다. 죽음 준비가 더 잘 살기 위한 준비라면, 나를 잘 아는 것은 어쩌면 치매에 대한 가장 좋은 준비가 될 수 있겠다.

15

내가 무엇을 좋아하는지 기억할 것

 치매에 걸리면 평소와 전혀 다른 사람이 된다고들 한다. 인자했던 아버지가 폭력적으로 바뀌고, 평생 검소했던 어머니가 쇼핑에 중독되는 경우도 있다. 자식을 위해서라면 입안의 음식도 꺼내서 먹이던 부모님이 손주와 과자를 놓고 다투는 모습에 충격을 받았다는 이야기도 들린다. 이렇듯 치매가 두려운 이유 중 하나가 바로 자기 모습을 잃어버리고 인격이 파괴된다는 점이다.

 치매환자가 여전히 '진짜 그 사람'인지에 대한 질문에는 단순히 '예' 또는 '아니오'로 답하기 어렵다. 치매는 뇌에 영향을 미치는 질병으로 환자의 느낌, 사고, 행동 방식을 변화시킨다. 기분 변화를 보이거나 위축되거나 의사소통에 어려움을 겪을 수 있다. 그렇지만 그 사람이 존재하지 않거나 더 이상 같은 사람이 아니라고 단정 지을 수는 없다. 본인의 자아 감각이 질병의 영향을 받을 수는 있지만 여전히 내면에 남아서 존재하기 때문이다.

노년에 불릴 호칭 정하기

치매인 할머니가 방에 혼자 앉아 있는 동영상을 본 적이 있다. 머리칼은 헝클어지고 눈동자에는 빛이 사라진 채 누군가에 의해 간신히 의자에 앉혀 있는 모습이었다. 그런데 음악이 흐르자 헝겊 인형 같던 몸에 전기라도 흐른 듯 놀라운 변화가 일어났다. 멍했던 눈은 똑바로 앞을 응시했고 허리를 꼿꼿하게 세웠다. 이어서 두 팔을 가볍게 들어 올려 아름다운 날갯짓을 시작했다. 발레리나였던 그녀의 몸이 〈백조의 호수〉 선율을 기억했고 음악에 맞춰 움직이기 시작한 것이다.

수백만 명이 시청한 동영상 〈그 노래를 기억하세요? Alive Inside〉 역시 우리가 치매에 걸린다 해도 자기다움을 잃지 않는다는 것을 알려준다. 여기에 등장하는 치매에 걸린 흑인 노인은 누군가가 말을 걸어도 화가 난 듯한 표정에 변화가 없다. 그런데 헤드폰으로 그가 좋아하는 음악을 들려줬을 때 그의 자아가 깨어났다. 그의 얼굴에 등장한 표정은 악기를 조작하며 블루스 음악을 즐기던 젊은 시절의 그것이었다. 좋아하는 밴드와 곡이름을 기억하고 가사를 따라 부르기도 했다. 그 사람은 여전히 내면에서 살아있었다.

치매에 걸리더라도 평생 살아오면서 형성된 자기다움은 남는다. 치매환자를 돌보는 사람들 사이에서 빠지지 않는 이야기로 '치매 노인들이 돈을 매우 좋아한다'라는 내용이 있다. 주간보호센터에서 집으로 돌아갈 때면 돈을 달라는 노인이 있단다. 요양시설의 노인들은 집에 집착한단다. 이곳이 내가 산 집이라고 주장하거나 다른 사람들은 내 집에서 살면 안 된다며 심술을 부린단다. 돈과 집이라는 목적이 강하게 남아 있는 모습이다. 집착의 대상은 자식이 될 수도 있고 음식이 될 수도 있다.

어떤 치매 할머니는 보는 사람마다 "밥 먹었어?"라고 따뜻하게 묻는다. 가족이든 처음 보는 사람이든 누구를 보든 똑같이 묻는다. 치매에 걸려서도 늘 하는 말들이 버릇처럼 나오는 모양이다. 마음에 담은 생각이 말이 되고 말이 인격이 된다. 중요한 것은 내 마음에 어떤 말이 들어 있는지다. 치매에 걸려서도 좋은 말을 할 수 있도록 감사와 사랑을 담아야겠다. 만약 평소 풀지 못한 집착과 노여움이 남아 있다면 치매가 그 고삐를 풀어버릴지도 모르겠다.

나는 늘 자기 전에 컴퓨터 파일을 정리한다. 그날 받은 메일과 다운로드한 온갖 문서나 사진에서 꼭 필요한 것이 아니면 모두 삭제한다. 언젠가는 필요할지 모른다고 생각해 남겨둔 자료가 잡동사니가 돼 꼭 필요한 작업을 방해하기 때문이다. 비슷하게 우리에게도 마음속의 감정을 삭제하는 작업이 필요하다. 집착과 노여움, 분노는 인생을 살아가는 데 동행하면 안 될 짐이다. 앞서 설명했듯 부정적인 감정은 노화와 치매에도 독이 된다.

그렇다면 마지막까지 남기고 싶은 자기다움은 무엇일까? 인본주의 심리상담을 강조한 칼 로저스Carl Rogers의 인간중심이론에 따르면 '진정한 자기self'는 자신의 가치, 신념, 경험으로 이뤄진다. 자기 자신에 대해 생각하고 느끼는 자기개념과 실제 경험이 일치할 때 심리적 안녕감이 높아진다. 자기답게 산다는 것은 타인의 기준이 아닌 스스로 정한 기준과 욕구에 따라 사는 것을 말한다. 자기다움이란 일생을 통해 하고 싶은 일을 발견하고 이를 추구하는 것이라고도 할 수 있다.

미국의 사회심리학자인 크리스토퍼 새벗Christopher Sabat과 해리엇 포스터Harriet Foster는 젊은 시절 변호사였던 한 치매환자와의 인터뷰를 소개했다. "당신은 변호사였나요?"라고 묻자 그는 "나는 변호사예요"라고 대답했다고 한다.

그에게는 변호사라는 정체성은 더 이상 법정에 나가지 않는다고 해서, 사라지는 것이 아니다. 또 치매에 걸렸다고 해서 그의 변호사로서의 정체성이 사라진 것도 아니다. 그가 더 이상 변호사로서 밥벌이를 하는 것은 아니지만, 법률을 전공했고 평생 법률에 근거해 이치를 따지고 또 법률 지식을 이용해서 다른 사람의 곤경을 도왔다는 점에서, 그의 정체성은 언제까지나 '변호사'인 것이다.

여러분은 늙어서 나중에 어떻게 불리기를 원하는가? 퇴직 준비로

명함을 준비해야 하는 것처럼 노년기의 나, 치매에 걸린 나를 위한 준비로 '호칭'을 생각해 보자. 사람은 평생 다양한 호칭으로 불린다. 직장에서는 대리, 과장, 부장, 이사, 집에서는 아들, 아버지, 할아버지, 직업에 따라 의사 선생님, 변호사 선생님, 대표님 등 다양하다.

내게도 많은 호칭이 있는데 가장 좋아하는 것이 바로 '작가'다. 글 쓰는 일이 가장 즐겁기 때문이다. 결국 호칭이란 내 삶을 요약하는 정체성이다. 작가로 불리기 위해 사람들이 기억해 주는 유명 작가일 필요는 없다. 책을 딱 한 권 펴냈어도, 심지어 정식 출판을 하지 못한 예비작가였을지라도 스스로를 '작가'라고 생각하는 것이 바로 자아 정체성이다.

요양 시설을 견학하다 보면 직원들이 입주자에게 "저 사람은 치매예요"라고 말하는 것을 자주 본다. 치매라는 호칭에 의해 그 사람의 원래 모습은 가려지고 만다. 만약 내가 치매에 걸리면 치매 노인으로 불리기를 원치 않을 것이다. "저분은 작가였지만 지금은 치매를 앓고 있어요"라고 소개해 준다면 한결 만족스러울 것이다.

삶의 의미와 목적 가지기

삶의 의미, 목적을 가진 사람들은 치매 발병 가능성이 낮을 뿐만 아니라 정신건강이 더 좋다는 증거가 있다. 영국의 바이오뱅크 UK Biobank 는 영국에서 진행되는 대규모 생물의학 연구 프로젝트로,

영국인 50만 명 이상의 건강 정보를 담고 있는 방대한 데이터베이스다. 유전체 정보, 건강 기록, 생활 습관 정보 등 다양한 데이터가 포함돼 있으며, 연구자들은 이를 활용해 질병의 원인과 예방, 치료법 개발 등에 대한 연구를 진행하고 있다.

그런데 여기에 등록된 데이터를 분석한 연구에 따르면 삶의 목적과 의미가 높은 사람들은 모든 종류의 치매 위험이 35퍼센트나 낮았다고 한다. 목적의식을 가지는 것이 교육 수준, 경제적 환경 등 치매에 영향을 미치는 다른 요인보다 더 강력한 힘을 갖는 것이다.

60대 초반인 L은 2년 전부터 방문 요양보호사로 일하고 있다. 40대 중반 무렵 남편이 사고로 사망하면서 졸지에 가장이 됐다. 식당 일과 원룸 건물 청소부 일 등을 전전하다가 아들의 권유로 요양보호사 자격증을 땄다. 그녀는 "힘들기는 마찬가지지만, 요양보호사 일은 내가 누군가를 돕는다는 느낌이 있어 좋아요. 매일 아침 방문해야 하는 집 문을 열고 들어서면 언니가 너무 기뻐하며 반깁니다"라고 말한다.

L이 언니라고 부르는 이는 60평이 넘는 고급 아파트에 혼자 사는 80대 중반의 M이다. 중소기업 대표였던 남편은 8년 전에 심근경색으로 세상을 떠났고 두 아들은 분가해 멀리 살고 있다. 남편만 있었다면 세상 부러울 것 없이 럭셔리한 노후를 보냈을 텐데 지금은 넓은 아파트를 채운 고급 가구들에 둘러싸인 채 서서히 사라지는 중이다.

M은 젊었을 적 남편과 아들들에게 둘러싸여 가정 밖으로 관심 가질

이유도, 틈도 없었다. L의 설명에 따르면 "언니는 서울에서 명문 대학을 나오고, 집안도 좋아서 평생 손에 물 한 번 묻힌 적 없이 살았대요. 그러니 어디 가서 아무하고나 섞이는 사람이 아녜요. 명품 쇼핑, 해외여행, 골프가 유일한 낙. 이걸 빼면 재미를 느끼는 일도 없고요. 재미가 없으니 의미도 없어지는 거죠. 그렇게 공허한 언니 머릿속으로 치매가 들어온 모양입니다."

아직 뒷바라지해야 하는 딸, 아들과 북적이는 좁은 아파트에 사는 L은 "옛날에는 매일 한숨만 쉬었는데 지금은 살림이 많이 나아졌어요. 아들이 취직해서 생활비를 보태거든요. 지금은 조금씩 돈을 모으고 있어요. 아이들과 동남아 여행 한번 가보고 싶어서요."라고 말한다.

삶의 의미와 목적을 가진 사람이 정신적으로 더 건강한 이유는 이들이 신체 활동을 더 많이 하며 흡연을 덜하기 때문이라고 한다. 매일 출근해야 할 일터가 없는 사람, 즉 방향과 목적이 없는 사람은 자신을 움직이는 것이 쉽지 않다. 반대로 어떤 목표라도, 이를테면 '한부모가정 아이들의 방과 후 지도를 위해서' '부녀회 활동을 위해서' '좋아하는 것을 더 공부하기 위해서'라는 이유가 붙으면 적극적으로 움직이게 된다. 삶에 적극적으로 참여해 능동적으로 생각하고 문제를 해결하게 된다.

삶의 의미는 뇌에 자극을 주고 목적을 위해 몸과 뇌가 협력하도록 한다. 목적이 있는 사람들은 타인과 더 연결되고 사회적 대의와 봉사에 더 높은 관심을 두게 된다. '건강해야 목적 있는 삶을 살 수 있다'가 아니라 '목적이 있어서 건강해진다'라는 논리다.

여기서 잠깐, 목적이란 대단한 것이어야 할까? 오래전에 도심 슬럼 지역을 조사하러 다닌 적이 있다. 여름이면 뜨겁게 달궈진 양철 지붕, 겨울이면 냉기가 스며드는 얇은 벽, 이곳에 사는 사람들은 건강도 나쁘고 피붙이도, 삶의 의미도 없었다. 그런데 한 집만은 청량하고 정갈했다. 좁은 마당을 빼곡히 채운 화분과 푸성귀에 수시로 물을 끼얹으며 돌보는 할아버지에게는 한 줌의 흙도, 하나의 잎사귀도 삶의 의미였다.

삶의 목적은 타인이 아닌 내가 정하는 것이다. 명품이나 부동산 구매, 승진만이 삶의 목표가 되는 것은 아니다. 이것들은 채우고 나면 더 갈증이 나는 대상이지 목적이라고 하기에는 무리가 있다. 내게서 나온 삶의 목적이 나를 움직이게 한다. 일찍 일어나는 이유도, 담배와 술을 멀리 하는 이유도, 드라마를 보기보다 책을 손에 잡는 것도, 내 목적을 지키려는 약속이다. 목적을 나의 일상으로 연결할 때 뇌세포가 건강하게 존재한다.

16

치매의 문지방을 높여라

현대 과학은 치매가 정상적인 노화가 아니라 질병이라는 점을 강조한다. 하지만 정상 노화와 치매는 종이 한 장 차이일 수 있다. 노화는 우리 몸에서 일어나는 퇴행적 변화가 축적되면서 노쇠, 관절염, 고혈압, 당뇨병 등 발병 지점을 하나하나 통과하는 것인데, 치매 역시 뇌에 작은 변화가 쌓이다가 임계점을 넘으면서 나타나기 때문이다. 모든 변화는 무심한 관찰자에게는 갑작스러운 일로 보이지만 결코 그렇지 않다. 우리가 눈치채기 전부터 이미 오랜 시간에 걸쳐 천천히 이뤄진 결과이다. 랜싯 보고서는 치매에 이르기까지 전 생애에 걸쳐 14가지 위험 요인이 작동한다고 소개한 바 있다.

치매가 장기간에 걸쳐 진행되는 것처럼 치매 연구도 장기 연구가 많다. 미국 켄터키대학의 데이비드 스노든 David Snowden 박사가 노트르담수녀회 소속 수녀들을 대상으로 30년에 걸쳐 실시한 '수녀 연구 Nun Study' 역시 장기 종단연구에 해당한다.

스노든 박사는 연구를 시작할 당시 75세에서 107세에 이르는 수녀 678명을 대상으로 인터뷰와 치매 검사를 실시하고 다양한 방식으로 그들의 삶을 들여다봤다. 이 연구는 대상자가 수녀라는 점에서 의미가 컸는데, 대상자들이 수녀원에 들어온 후 매일 거의 같은 삶을 살았기에 치매에 미치는 환경적 요인과 생애 경험을 통제할 수 있었기 때문이다.

매일 똑같은 것을 입고 먹으며 똑같은 패턴으로 살았지만 노후에 이른 이들의 인지 건강과 삶의 모습은 매우 달랐다. 100세에도 여전히 건강한 수녀가 있는가 하면 비교적 젊은 나이에 알츠하이머병에 걸린 수녀도 있었다. 또 알츠하이머 병변이 있음에도 인지 및 신체 기능이 잘 유지된 수녀도 있었다.

무엇이 이런 차이를 만든 것일까? 스노든 박사는 수녀원의 기록보관소에서 그들의 일기와 서약문 등을 찾아내 비교했다. 수녀원에 들어오기 전의 모습으로 거슬러 올라가 치매 위험을 살펴본 것이다. 놀랍게도 치매와는 전혀 상관없을 20대의 모습에서도 치매의 단서를 발견할 수 있었다. 그중 수녀원에 들어오면서 작성한 서약문이 결정적인 증거가 됐다.

수녀원에 들어가기로 결심한 계기, 수녀원에 들어오던 날의 심경,

날씨와 관찰한 내용 등을 상세히 기록한 서약문이 있는가 하면 두세 줄로 간단하게 서약한 경우도 있었는데 이러한 차이가 바로 노년기 치매 발병과 깊은 연관이 있음이 밝혀졌다. 젊은 시절의 언어능력, 글에 담긴 아이디어의 밀도, 문법적 복잡성은 노년기의 인지 저하를 예고하는 전조가 됐던 것이다.

이 연구뿐만 아니라 장기 연구들은 치매가 발병하기 오래전부터 치매의 조짐이 있다는 점을 지적한다. 그렇다면 치매에 쉽게 걸릴 위험이 있는 사람은 그것을 바꿀 수 없다는 말인가? 젊은 시절 어휘력이 짧고 생각이 단순한 성향은 수십 년이 지나도 마찬가지일까?

그렇지 않다. 우리에게는 매일이라는 기회가 주어진다. 몸을 움직이고 스트레스를 조절하며 불안한 감정을 해소하는 일상의 노력으로 치매에서 멀어질 수도 있고, 반대로 뇌세포를 파괴하는 치매 급행 노선을 탈 수도 있겠다. 어떤 분야든 1만 시간을 투자하면 전문가가 될 수 있다는 '1만 시간의 법칙'이 말하듯 시간은 힘이 세기 때문이다. 시간을 내 편으로 만들기 원한다면 오늘, 지금부터 바꿔보자. 흡연자라면 금연을, 신체 활동이 부족한 사람은 운동을, 상대방의 말에 부정적인 사람은 긍정하는 연습을 해보도록 하자.

지금의 습관이 노년의 모습이 된다

치매는 평생의 생활 습관과 삶의 모습이 차곡차곡 쌓여서 일어나는 변화다. 그런데 치매로 분류되는 임계점, 이른바 문지방은 사람마다 다르다. 평생 학습하며 건강한 습관으로 생활하면 임계점이 높아지고 그렇지 않으면 낮아진다. 즉 임계점을 높이면 치매에 걸리는 것을 연기할 수 있다. 뇌에 나타나는 변화를 더 잘 견디고 기능을 유지하게 해주는 뇌의 대처 능력을 인지예비능cognitive reserve이라고 하는데, 이를 늘리는 방법, 즉 치매에 잘 걸리지 않는 몸을 만드는 것은 의외로 간단하다.

첫 번째는 걷기다. 일본 군마현에서 65세 이상 고령자를 대상으로 2000년부터 장기 추적 조사했더니 꾸준히 걷는 고령자들이 치매에 잘 걸리지 않았다는 결과가 나왔다. 하루에 4,000보를 걸었던 노인들은 우울증 발생이 유의미하게 적었으며, 5,000보를 걸었던 이들은 치매 발병률이 낮았다. 심지어 8,000보를 걸은 이들은 걷지 않는 고령자들에 비해 다른 질병의 발생률도 낮았다고 한다.

걷기와 치매 발병에는 어떤 연관이 있는 것일까? 뇌 활동에 필수적인 것이 뇌혈류와 아세틸콜린이다. 혈류가 충분하지 않으면 뇌신경세포가 부실해져 쉽게 사멸하며 신경세포의 재생도 어려워진다. 고령자, 특히 알츠하이머성 치매환자들의 대뇌피질이나 해마에서 혈류 저하가 종종 발견된다. 그런데 혈류를 자극하는 것이 걷기다.

걷기를 하면 대뇌피질이나 해마에서의 혈류가 증가할 뿐만 아니라 아세틸콜린 전달물질의 분비를 증가시키는 효과도 있다. 아세틸콜린 전달물질은 뇌세포에 아밀로이드베타가 응집하는 것을 막는 역할을 한다. 이러한 걷기의 중요성 때문에 종아리 굵기를 재 치매 위험도를 예측하는 연구마저 있다.

걷기뿐만 아니라 운동 자체가 치매에 좋은 영향을 미친다. 운동할 때 근육에서 나오는 호르몬 이리신$_{irisin}$이 알츠하이머병과 관련된다는 연구도 있다. 이리신은 근육조직에서 만들어져 혈액을 통해 온몸에 전달되는 신호전달 단백질인데 치매환자의 뇌에는 이리신이 적다고 한다. 다른 연구에서 쥐의 뇌에 이리신을 차단했더니 학습 능력과 기억력이 낮아졌다는 보고도 있다.

뇌신경학을 알지 못하더라도 우리는 걷고 운동하는 것이 우리 몸에 주는 선물을 느낄 수 있다. 걷다 보면 온갖 고민이 사라진다. 걷기는 뇌를 자극해 평소 풀지 못했던 어려운 문제를 해결하게 하며, 의욕을 북돋아 준다. 걷다 보면 식욕도 돌고, 수면 문제도 해결된다. 그래서 걷는 사람의 뇌가 젊다.

두 번째는 잠이다. 2018년 하버드의학전문대학원의 연구에 따르면, 매일 여섯 시간 이하의 수면을 취하는 중년 성인의 뇌에 아밀로이드베타가 더 많이 축적된 것으로 나타났다. 뇌척수액 검사$_{CSF}$를 통해서도 수면 부족 시 아밀로이드베타와 타우단백질의 수치가 유의미하게 증가한 것이 확인됐다.

수면, 특히 깊은 수면을 취할 때 뇌의 노폐물이 제거된다. 수면이 부족하면 뇌의 노폐물이 제거되지 않고 아밀로이드베타가 축적되는 것이다. 의료·연구·교육 분야에서 세계적인 명성을 얻고 있는 미국의 메이요클리닉 연구에 따르면 중증 수면무호흡증을 앓는 사람들이 치매에 걸릴 위험이 높다고 한다. 수면 중 산소포화도가 떨어지는 경우 기억력, 주의력, 실행 기능이 저하하는 것이다. 또 쪽잠을 자는 것과 같이 수면이 파편화하는 것도 뇌의 회복 기능을 약화한다.

미국 보스턴대학의 연구에서도 비슷한 결과가 소개됐다. 수면주기에서 깊은 잠에 해당하는 렘REM수면에 장애가 있는 경우 감정 조절, 기억 통합에 문제가 생기며 이런 상태가 지속될 경우, 신경 퇴행 속도가 빨라질 수 있다고 한다. 이 연구에서는 렘수면 시간이 짧은 고령자들이 10년 내 치매가 발병할 확률이 높다는 사실이 밝혀졌다.

세 번째, 식사 역시 치매와 관련이 있다. 가공식품, 마가린 등 지방산과 설탕, 알코올 등 건강에 나쁘다고 알려진 음식물은 치매 발병에도 고위험군 식품이다. 반대로 등푸른 생선, 녹황색 채소, 녹차, 콩류와 올리브오일 등 항산화 식품으로 알려진 음식들은 치매 발병을 억제하는 역할을 한다.

식사와 관련된 연구에서는 반찬의 종류가 많을수록 치매에 덜 걸린다는 내용이 있다. 일본 국립장수의료연구센터NCGG와 국립암연구센터NCCJ가 공동으로 일본의 45세 이상 중장년층 4만여 명을 11년간 추적연구한 결과다. 여기에서는 하루에 다양한 식품을 섭취한 그룹과 그렇지 않은 그룹을 비교했을 때, 다양성이 적은 식사를 한 그룹의 치매 발병률이 33퍼센트나 더 높게 나타났다. 식사와 상관관계가 높은 당뇨병, 뇌졸중, 심근경색 등을 통제한 조건에서도 식품의 다양성이 치매 발병률에 11퍼센트의 차이를 가져온다고 한다.

치매 예방과 관련해 수많은 방법이 소개되지만 가장 근본적인 방법은 바로 우리 일상생활에 있다. 잘 먹고, 잘 자고, 내 몸을 잘 사용하는 것. 매일 하는 일에 바로 치매에 걸리지 않을 비결이 담겨 있다.

이외에도 금연과 절제된 음주가 중요하다. 건강한 생활 방식은 치매뿐만 아니라 심혈관계질환을 예방하며 더 오래 활동할 수 있는 삶을 보장한다. 이 습관들은 단독으로 작용하기보다는 상호작용을 통해 더 좋은 결과를 볼 수 있다. 또는 좋은 습관이 불리한 상황을 상쇄해 줄 수도 있다. 수면을 예로 들어 이야기해 보자. 계속 야근을 해야 하는 상황이라면 치매에 걸리는 것은 따놓은 당상인가?

밤 10시에서 아침 6시까지, 보통 수면시간이어야 할 시간에 근무를 하는 사람들은 치매 발병률이 높다는 증거가 이미 제시돼 있다. 그럼 치매에 걸리지 않기 위해 야근을 포기해야 할까? 문제는 야근과 함께 나쁜 습관이 온다는 점이다. 야근의 피곤함을 이기기 위해 늦은 시간의 단짝인 간식을 즐기고 흡연과 음주에 의존하며, 부족한 잠을 자야 하기 때문에 낮에는 신체 활동이 줄어드는 식이다. 따라서 야근을 해야 하는 상황이라면 다른 부분에서 건강한 습관을 유지하도록 노력할 필요가 있다.

야근을 하되, 기름진 야식을 피하고, 흡연을 하지 않으며, 낮 동안에 충분한 햇볕을 쬐고, 조깅이나 자전거 등 규칙적인 운동을 한다면 야근의 폐해는 크지 않다. 다른 사람들과 다른 생활 패턴으로 친구를 만나기 어려운 상황이더라도 가족과 친구들과의 연결이 끊어지지 않도록 노력해야 한다.

　인지 건강에 좋은 방법으로 손을 사용하는 활동도 권장할 만하다. 뇌의 상당 부분은 손과 관련된 감각 및 운동 정보를 처리하는 데 할당돼 있다. 악기를 배우거나 요리하는 일, 글자를 쓰는 일 모두 뇌를 자극한다. 인지기능 개선에는 무엇보다 새로운 것을 배우고 시도하는 활동이 중요하다. 스페인어나 아랍어 등 남들이 잘 하지 않는 외국어 공부에 도전하는 것, 여름휴가 때 스킨스쿠버를 배우는 것, 혼자 3박 4일 외국 여행을 가는 것, 방송대학에서 새로운 전공을 공부하는 것, 5년을 목표로 악기를 배우는 것 등 새로운 경험은 젊은 뇌를 갖기 원하는 사람에게 해줄 수 있는 처방이다.

17

친구는 많을수록, 만남은 잦을수록 좋다

　사람들과 어울려 노는 것이 건강에 매우 중요하다는 사실은 모든 문화권에서 입증되고 있다. 외출을 하기 위해 몸단장하고, 걷고 말하고 웃는 신체 활동이 폐활량을 늘리고 심장을 튼튼하게 만들어주기 때문이다. 다른 사람들로부터 받는 다양한 자극, 사람들과 벌이는 기싸움, 심리전도 뇌세포를 자극한다.

　일본에서 인지 건강과 관련해 재미있는 실험이 진행됐다. 한 그룹은 매일 운동을 하고 또 다른 그룹은 매일 외국어 공부를 하고, 세 번째 그룹은 매일 모여서 놀게 한 다음 어느 그룹의 인지가 가장 건강한지 비교한 것이다. 결과는 의외로 세 번째 그룹, 매일 모여서 식사하고 수다를 떨면서 지냈던 이들이 가장 건강했다고 한다.

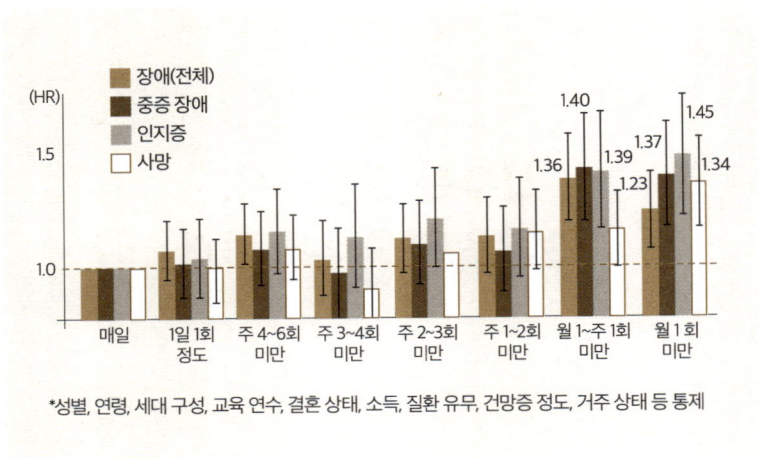

*성별, 연령, 세대 구성, 교육 연수, 결혼 상태, 소득, 질환 유무, 건망증 정도, 거주 상태 등 통제

    또 다른 연구에서는 타인과의 교류 횟수가 신체 건강과 인지 건강에 모두 영향을 미친다고 발표했다. 일본 아이치현에 있는 국립노화장수연구센터가 혼자 사는 노인 1만 4,000여 명을 대상으로 2003년부터 10년간 추적조사한 결과, 위 그래프처럼 매일 밖에 나가 사람을 만난 노인들은 자리에 드러눕는 일도, 치매에 걸리는 일도 적었다. 반면 주 1~월 1회 사람들을 만난 노인은 매일 나들이를 한 노인에 비해 돌봄이 필요한 상태가 되는 정도가 1.4배 높았고 치매에 걸릴 확률도 1.39배 높았다고 한다. 또한 한 달에 한 번도 외출을 하지 않는 은둔 노인들은 다른 그룹에 비해 조기사망의 위험이 1.34배나 높았다.

    인기 드라마도, 혼자 하는 컴퓨터게임도 사람만큼 재미있지 않다. 그런데 문제는 나이가 들면 사람을 만날 일이 줄어든다는 것이다.

80대 중반이지만 여전히 건강한 A. 그녀의 고민은 함께 놀 사람이 없다는 것이다. 여고 동창, 대학 동창들은 요양시설에 들어가 있거나 병원에 입원해 있다. 노인복지관에 가서 새로운 사람을 만나도 재미가 없다. 그러다 보니 혼자 있는 시간이 늘어난다.

혼자서 시간을 잘 보내는 사람이라도 친구는 필요하다. A의 문제는 점점 줄어드는 관계망을 넓혀나가지 못한 것이다. 오기를 기다리는 것이 아니라 친구를 만나러 자신이 가야 한다는 점을 잊지 말아야 한다.

내 주변에 얼마나 많은 사람이 있어야 안전한가? 관계를 연구한 여러 조사에서는 세 명에서 다섯 명의 가까운 친구가 적절하다고 한다. '양보다 질'의 법칙이 친구 관계에도 적용되는 셈이다. 하지만 관계가 축소되는 노년기에는 그 숫자도 안전하다고 볼 수 없다.

친구의 숫자는 사탕 항아리와 비슷하다. 내가 감당할 수 있는 정도가 가장 적절하다. 우리는 대부분 나와 비슷한 사람들과 만난다. 인스타그램 등 SNS에서도 비슷한 취미를 가진 사람들만 추천해 준다. 그렇지만 세상을 넓게 바라보는 사람들은 매우 다양한 유형의 사람들과 만나고 사귄다고 한다. 교육 수준과 주변 환경, 정치적 견해나 종교가 다른 사람들과도 친구가 될 수 있다. 연령도 마찬가지다. 우리는 늙어가는 데 도움을 주는 오랜 친구와 젊음을 유지하는 데 도움을 주는 새로운 친구가 필요하다.

혼자 가면 빨리 갈 수 있지만 함께 가면 멀리 갈 수 있다

외로움이 건강에 좋지 않은 반면 사회적 유대감은 건강수명을 늘린다. 사회적 상호작용은 뇌세포를 성장시키고 새로운 신경연결을 만드는 등 긍정적인 영향을 미치기 때문에 치매를 예방하고 치매에 걸리더라도 증상이 더디게 진행되도록 도움을 준다. 함께 식사를 하고 이야기하는 것만으로도 인지적 회복탄력성이 향상된다. 예를 들어, '홀로' 독서하는 것보다 '여럿'이 모인 독서토론회에 참여하는 편이 기억력, 주의력, 문제해결능력을 높일 수 있다.

병문안을 가거나 어려운 사람을 돕는 활동도 서로에게 도움이 된다. 일본의 뇌과학자 무시아케 하지메虫明 元에 따르면 급성심근경색 치료를 받은 환자의 6개월 이내 사망률이 병문안을 온 사람의 숫자와 관계가 있었다. 아무도 찾아오지 않은 환자의 70퍼센트가 6개월 이내에 사망한 데 반해 두 명 이상 병문안을 받은 환자의 사망률은 30퍼센트 미만이었다.

자원봉사에 참여한 것만으로 인지능력이 개선되는 효과도 보고되고 있다. 의미 있는 활동에 참여한다는 기분이 도파민dopamine, 옥시토신oxytocin, 세로토닌serotonin 등 긍정적인 호르몬을 분비하게 해 우리 뇌에 행복감이라는 천연 칵테일을 제공하기 때문이다.

그렇다면 현대의 생활양식을 지키면서도 외로움으로 인한 위험을 피하는 방법은 없을까? 적절한 사회적 거리를 유지하는 만남을 여러 개 만드는 것은 어떨까? 우리는 과거에 비해 남들이 침범하지 않는 안전한 정서적 거리를 원한다. 안전거리를 유지하면서도 재미와 즐거움을 공유할 수 있는 친목 모임에 참여하되 하나보다는 두세 개에 참여하는 것도 방법이 될 수 있다. 특히 사람들에게 지나치게 의존하고 상처받기 쉬운 성향이라면 관심을 한 곳에 쏟아붓기보다 여러 곳으로 분산하는 전략이 도움이 된다.

18

나이 들어도
할 수 있는 일 찾기

　치매에 걸려도 외출하고 싶고 여행하고 싶다고 한다. 좋아하는 사람과 맛있는 음식을 먹고 좋아하는 음악을 함께 듣기를 원한다. 그런데 이런 것보다 더 하고 싶은 활동이 바로 계속 일하는 것이다. 치매 진단을 받으면 이때까지 해온 일을 당장 그만두게 된다. 이는 더 많은 문제를 가져오는데, 특히 초로기 치매환자의 경우 회사를 퇴직하면서 경제적인 어려움에 처하는 것은 물론, 매일 출근하다가 갑자기 고립되는 경험으로 인해 치매가 악화되는 경우가 많다.

　우리는 일을 할 때 두뇌를 가장 많이 사용한다. 일을 하면서 흥미를 느끼고 작고 큰 문제들에 부딪히면서 이를 해결하기 위해 머리를 쓴다. 일을 계속한다는 것은 뇌가 지속적으로 자극받는다는 것을 의미한다. 인지 자극은 축삭과 시냅스 등을 형성해 뇌세포의 재생을 돕는다.

치매환자를 위한 다양한 인지 도구가 개발되고 있지만 이러한 인지훈련이 인지 활동의 전체 영역을 커버할 수 없고 금방 싫증이 나기 때문에 효과가 제한적이라는 지적이 있다. 반면 일을 통해 얻게 되는 인지적 자극은 더 생생하고 오래 지속되며 훨씬 효과적이다. 따라서 치매에 색종이 접기나 카드놀이가 좋다며 이때까지 한 번도 하지 않았던 프로그램을 억지로 하기보다 예전부터 했던 일을 계속하는 편이 더 좋다.

같은 맥락에서 치매인에게 가장 좋은 처방은 '사회 활동을 계속하는 것'이다. 치매로 인해 저하되는 기억력, 인지·실행 능력은 사용하지 않으면 더 빠르게 나빠지기 때문이다. 또 누군가에게 짐이 된다는 자격지심보다 아직도 자신이 할 수 있는 일이 있다는 자부심이 치매에 좋은 효과를 준다.

인지증 인구 700만 명을 앞두고 있는 일본에서는 최근 인지증인 사람들이 계속 일을 하도록 적극 권장한다. 인지증이라고 해서 모두 돌봄의 대상자로 껴안는 것은 사회적으로 큰 부담이기 때문이다. 또한 인구 감소로 노동 인력이 부족한 가운데, 이들이 할 수 있는 역할을 계속 해준다면 일손도 보태고 사회에 기여해 사회적 공생을 이루는 효과도 볼 수 있다.

49세의 고고학 연구자인 S는 2년 전 인지증 진단을 받았다. 도쿠시마현 매장문화재센터에 근무한 지 20년이 되는 해였다. 한참 일할 나이에 치매 진단을 받았으니, 난감했다. 하지만 그는 '하찮은 일이라도 일을 계속하겠다'라고 굳게 결심했다. 일을 그만둔다면 더 빨리 병이 진행될 것을 알았기 때문이다.

그는 현재 같은 센터에서 학예사로 근무하고 있다. 센터 측의 배려 덕분이었다. 그렇다고 보여주기식의 채용은 아니다. 센터에서는 세심한 평가로 업무를 조절해 준다. S가 하기 어려워하는 일과 여전히 할 수 있는 일을 체크리스트로 작성해 평가한 뒤, 그가 할 수 있는 업무를 찾아서 배치한 것이다. 또한 그의 상태를 모니터링하기 위해 세 달마다 한 번씩 본인과 가족, 함께 일하는 직원이 모여 수행 정도를 판단한 다음 업무 강도를 조정한다. 예전에는 발굴 등 현장 업무를 주로 했다면 현재는 홍보물을 만들거나 전시를 돕는 역할을 하고 있다.

일본 큐슈의 후쿠오카시는 2020년 이래 치매 친화 정책을 적극적으로 펼치고 있다. 후쿠오카시에서는 자신의 도시를 치매 친화 도시로 만들기 위해 필요한 일이 무엇인지를 치매환자들에게 직접 물었다. 그때 가장 많이 나온 요청이 '계속 일하는 것'이었다. 인지증지원정책과 카사이 코이치 과장은 "보통 일이라고 하면 건강하고 젊은 사람들이 하는 것이고, 인지증인 사람들은 휴식하며 돌봄을 받아야 한다고 생각하지만 이제 이러한 이분법이 사라지고 있습니다. 인지증이라서 더 잘 할 수 있는 역할도 있어요"라고 설명한다.

　인지증 경험을 대중에게 알리는 강사, 같은 인지증 사람들을 상담하는 역할은 당사자만이 할 수 있는 일이다. 또한 기업이 인지증 관련 상품을 기획하거나 상품 평가를 할 때 실제 사용자로서 모니터링하는 역할도 한다. 또한 치매인들은 단시간 동안 집중하는 일이나 신체 활동이 주가 되는 일에 적합하다. 다만 이때는 정부나 지역자치단체가 개입해 이들의 능력과 희망을 고려해 기업이나 단체에 연결해 줘야 한다. 후쿠오카시에서는 실제로 일하고 싶어 하는 치매인과 이들을 고용하고자 하는 기업이나 단체를 연결해 주는 기관인 오렌지 인재뱅크를 운영하고 있다.

　이들의 역할은 의의로 매우 다양하다. 후생노동성에서 펴낸 〈일하는 인지증 사람들認知症の人の「はたらく」のススメ〉을 보면 무역회사에 다닌 경험을 살려서 영어 통역을 하거나 재활용품을 수리하는 일, 요양시설에서 보조원으로 일하는 등 다양한 역할을 수행하고 있다. 이 자료는 '고용은 한계가 있지만, 역할은 무한하다'라는 점을 보여준다.

단순할수록, 익숙할수록 좋다

　치매에 걸려서도 일을 할 수 있을까? 치매에 걸려서도 할 수 있는 일은 무엇일까? 치매 진단을 받았더라도 이를 감추는 클로즈드closed 취업과 이를 밝히고 하는 오픈open 취업이 있다. 치매 초기에는 자기 역할을 어느 정도 수행할 수 있지만 점점 어려워지기 마련이다. 커밍아웃을 하면 이전과 똑같은 보수를 받으며 같은 일을 하는 것은 힘들지만 주변 사람들의 이해와 배려를 받으며 가능한 만큼의 일을 하는 장점이 있다.

치매에 걸리면 적은 돈을 받더라도 일 자체에 의미를 두는 것이 필요하다. 치매인이라면 운전을 하거나 여러 가지 일을 동시에 처리해야 하는 작업, 책임이 큰 업무는 피하는 편이 좋다. 대신 평소 해왔던 일로, 자기 몸에 익숙한 일은 여전히 가능하다. 이는 치매에 걸리지 않은 노인도 마찬가지다.

누군가가 나에게 "치매에 걸린다면 무엇을 할래?"라고 묻는다면 작은 카페를 운영하고 싶다고 대답할 것이다. 오래전에 '혼자 놀아도 심심하지 않도록' 작은 카페를 연 적이 있다. 손님은 하루에 한두 명 정도 찾아오는 은둔의 카페. 그래서 많은 시간을 혼자서 책을 읽고 음악을 듣고, 연구논문을 작성했다. 가장 큰 장점은 친구들이 나를 만나러 와준다는 것이었다. 신기해서 찾아오고, 다음에는 내 삶의 방식을 응원하기 위해 찾아와 줬다.

카페에는 작은 마당이 딸려 있어서 여름에 잔디 깎는 것도 내 몫이었다. 특히 여름철에는 잔디와 함께 잡초가 금방 자라기 때문에 잔디 깎기를 하지 않으면 마당이 금방 밀림이 돼버렸다. 간단하게 보이는 잔디 깎기에도 노하우가 필요하다. 풀을 한 움큼 잡고 낫으로 싹둑 잘라내야 한다. 나중에는 작성하던 논문이 제대로 안 풀리면 마당으로 나가 잔디 깎기를 시작했다. 톨스토이는 농부들과 함께 일을 하면서 기계적인 동작에서 큰 쾌감을 느꼈다고 고백한 적이 있다. 낫이 자신의 주인이 되고, 자신은 낫이 시키는 대로 팔을 힘차게 움직이다 보면 흘러내리는 땀과 함께 온몸에 도파민이 분출한다.

  물론 내가 치매 노인이 된다면 예전처럼 그런 일들을 할 수는 없을 것이다. 그래도 추억 속의 공간에서처럼 커피 향을 맡으며 바느질을 하거나 꽃과 허브를 키우며 지내고 싶다. 치매가 걸렸을 때 할 수 있는 일을 위해, 몸의 기억에 의존해서 할 수 있는 일 한두 가지는 필살기로 삼아야 할 듯하다.

19

'기록하기'는 언제나 옳다

　흔히 치매를 두고 '주위 사람을 알아보지 못하다가 자기 자신마저 잃어버리는 질병'이라고들 한다. 치매 중기를 지나면 가족과 함께 떠난 마지막 여행지는 어디였는지, 아이들에게 어떤 요리를 해줬는지, 어떤 음악을 좋아했는지 등 자신에 대한 기억이 조금씩 사라진다. 수십 년간의 기억을 도둑맞고 자기 자신마저 잃어버리는 것은 어떤 종류의 보험을 들었더라도 보상되지 않을 일이다. 하지만 치매에 걸린다고 내가 살아온 삶 전체가 사라지는 것은 아니라는 점을 분명히 알아야 한다.

　어떤 가정에서 자랐고 어떤 교육을 받았으며 누구와 결혼해서 어떤 가정을 꾸렸는지, 어떤 직업생활을 했는지 등의 생애사는 혼자서 만든 것이 아니다. 인생은 '홀로'가 아닌, '함께'의 이야기다. 내가 기억을 잃어버린다면 나를 대신해 그 역사를 기억해 줄 사람이 가족이고 돌보는 사람이다.

언젠가 요양병원에 입원해 있는 치매 중증의 여성을 만난 적이 있다. 그녀와는 눈으로만 여우 인사를 나눌 뿐 제대로 된 대화를 하기가 어려웠다. 간병인이 대신해서 "이 어르신은 진주여고를 나왔어요. 옛날에는 명문이었대요. 형제들이 다 똑똑해서 다 좋은 학교를 나왔대요"라고 소개해 줬다. 그녀의 눈에서 살짝 자부심이 느껴졌던 것은 착각일까?

언젠가 돌봄을 받아야 할 때 스스로의 모습을 기억하는 것은 가족을 비롯한 돌봄 제공자들에게 중요한 참고서가 된다. 커피에 설탕을 몇 개 넣는지, 라면에 달걀을 넣는 것을 좋아하는지 싫어하는지, 햇빛이 나면 커튼을 여는지 닫는지, 조용한 장소와 사람이 많이 모이는 곳 중 어느 곳을 더 좋아하는지 등 그 사람의 취향을 알고 있다면 돌봄을 받기도, 하기도 쉬워진다. 기억이 사라져도 몸은 여전히 내 기호를 기억하고 내가 살아온 생의 리듬을 따르기 때문이다.

그러니 나와 관련한 기록을 남겨보면 어떨까? 이는 굳이 치매에 걸릴 것을 전제로 하지 않더라도 도움이 되는 일이다. 치매에 걸리지 않더라도 노화가 진행되면 어느 순간 거동이 불편해지고 간병을 받아야 할 때가 오기 때문이다.

늙어서, 치매에 걸려서 나를 돌볼 사람이 가족이라면 좋겠지만 그렇지 않을 수도 있다. 어느 날 갑자기 요양시설에 들어갔을 때 나에 대해 아무것도 모르는 사람들이 나의 비위를 맞추기란 쉽지 않을 것이다. 그래서 미리 내가 어떤 사람인지, 어떤 삶을 살아왔는지, 어떤 것을 좋아하고 무엇을 싫어하는지 기록으로 남겨두면 좋겠다.

참고할 만한 다양한 기록의 방식

은퇴 후 자서전을 쓰는 사람이 늘어나고 있다. 어린 시절부터 학창 시절, 결혼과 직장, 자녀들에 대한 기록을 연대기순으로 작성하는 것이다. 앨범 사진에 메모를 남기는 식으로 자신의 역사를 정리하기도 한다. 이런 일은 그동안 살아온 모습을 돌아보고 남은 시간에 대해 새로운 전망을 찾는 일종의 중간결산인 셈이다.

꼭 자서전이 아니더라도 평소 자신의 생각과 하루의 일들에 대해 메모를 남기는 것도 좋다. 아침이나 저녁 잠들기 전, 정해진 시간에 메모하는 것을 자신의 루틴으로 만들 수도 있다. 최근에는 일상 기록을 위한 다양한 애플리케이션이 등장해 어디에서나 간편하게 메모를 남길 수 있다. 내 기록이 점차 쌓이고, 이를 학습한 인공지능 아바타가 언젠가는 나의 비서, 말동무가 될 수도 있을 것 같다. 나를 대신해서 쇼핑을 해줄 수도 있겠고, 심리상담사와 치료자 역할을 할 수도 있을 것이다. 간병인에게 내가 원하는 것을 대신 전달하는 날도 올 것 같다.

언젠가 치매 강의를 마친 뒤, 자신이 치매에 걸렸을 때 어떤 식으로 살아가고 싶은지에 대해 수강생들과 이야기를 나눈 적이 있다. 누군가, "치매에 걸렸어도, 매일 산책을 할 수 있으면 좋겠다"라는 말을 했다. 혼자 산책을 하는 것이 어려워지면 돌보는 사람이 산책하는 것을 도와줬으면 좋겠다는 말을 덧붙였다.

사람마다 좋아하는 것이 다 다르다. '나에게는 침묵이 편하기에, 내가 뚱하게 앉아 있더라도 우울하거나 침울해서 그런 것은 아니다' '음식은 소박하게 먹으며, 장식하거나 치장하는 것을 좋아하지 않는다. 대신 좋아하는 음악을 듣거나 미술을 감상하는 것에는 돈을 아끼지 않는 편이다. 치매에 걸린 뒤에도 이런 취향은 바뀌지 않을 것이기에 되도록 취향을 존중해서 나를 돌봐준다면 좋겠다' '누군가의 도움으로 좋아하는 활동을 계속할 수만 있다면, 나는 아마 좋은 치매 노인이 될 것 같다'…. 이렇게 한 사람의 개성 있는 존재로 인정받기 위해서는 나를 설명하는 것이 필요하다.

A는 치매에 걸린 친언니를 위해 예쁜 노트와 색색의 필기구를 선물했다. 치매에 걸린 사람이 매일 자신이 한 일과 생각을 메모함으로써 일상을 유지할 수 있다고 들었기 때문이다. 하루에 있었던 일, 만난 사람의 이름, 하루의 루틴 그리고 그날의 기분을 노트에 적어두면 나중에 확인하기가 쉽다. 아침을 먹었나? 안 먹었나? 헷갈릴 때 노트를 확인하면 된다. 다음 주에 있을 가족 행사나 병원 진료도 노트를 보면 알 수

있다. 이렇게 머리에 담아둘 수 없는 것은 노트에 담아두면 된다. 하지만 A의 언니에게는 노트가 도움이 되지 못했다. 메모하는 일 자체를 기억해 내지 못했다. 평소 몸에 익히지 않은 행동이기 때문이었다.

메모와 일기를 쓰는 것은 치매인 사람에게 큰 도움이 되지만, 치매에 걸린 뒤에 메모 쓰기를 시작하는 것은 어렵다. 그래서 메모하는 습관은 지금부터 가지는 것이 좋겠다. 편지나 일기 쓰기 활동은 수업을 듣거나, 컴퓨터를 사용하는 것만큼이나 치매 위험을 낮추는 효과가 있다고도 하니까.

20

내가 마지막에 살 곳은
내 눈으로 확인할 것

　　노인이 되면 많은 변화가 일어나기 때문에 적절한 주거 환경을 찾아 이사하기도 한다. 젊을 때는 잠시 휴식을 취하는 장소였을 뿐인 집이 노인이 되면 하루의 대부분을 보내는 공간이 되기에 정말 중요해진다. 우리나라보다 앞선 고령 국가들은 '노후 준비는 집에서 시작해 집으로 끝난다'라고 할 정도로 주거를 중요시한다.

　한국에서도 실버타운에 대한 관심이 높아지고 있다. 실버타운은 스스로 거동이 가능한 이들에 맞춰 만들어졌다. 세워진 지 오래된 곳의 경우, 입주자들도 그만큼 나이를 먹어 거동이 불편해지고 있다. 실버타운 직원들은 '입주자들이 약 먹는 것을 까먹으니 약물 관리를 도와달라고 하는데 인력이 없어서 도움 주기가 어렵다'라는 이야기를 한다. 그래서 돌봄이 필요한 입주자들에게는 너싱홈 nursing home 으로 옮기도록 제안하기도 한단다.

노년기 주거시설을 생각할 때는 건강할 때뿐만 아니라 돌봄이 필요한 단계를 포함해 생각해야 한다. 그런 점에서 요양원은 지상에서 보내는 마지막 집이 될 수 있다. 덴마크의 작은 도시 로스킬데의 요양원을 방문한 적이 있다. 그곳은 노인만 있는 것은 아니며 중증장애인, 중독 증세가 있는 사람까지 요양이 필요한 이들이 생활하는 시설이었다. 나를 안내해 준 간호사는 입주자의 방을 보여주기 전, 방문을 두드리며, 한국에서 손님이 왔는데 방 구경을 해도 될지 먼저 허락을 구했다.

소피아는 92세 할머니다. 빨간 스웨터와 치마를 입고 지팡이를 짚은 채 손님을 맞아준다. 눈이 거의 실명돼 도움이 필요하지만 다른 면에서는 건강이 양호하다. "한국이라고? 오우, 반가워. 내 외삼촌이 네덜란드 동인도회사에 근무했거든. 그래서 아시아에 자주 다녔다고. 그러니까 너와 나는 인연이 있네." 유쾌한 입담을 가진 소피아의 방에는 꽃무늬 커튼이 달려 있고 침대 위 협탁에는 가족사진과 장신구들이 놓여 있다. 화장실의 핸드레일만 아니면 일반 아파트로 착각할 정도다. 그녀는 옆방의 연하남 80세 피터와 산책을 나갈 참이라고 한다. 그가 워커에 몸을 기대고 소피아를 기다리고 있다. 방 구경을 마치고 살짝 돌아보니, 소피아는 피터의 목도리를 매주며 다정하게 이야기를 나누고 있었다.

매니저에게 실례를 무릅쓰고 질문을 했다. "이곳에서는 남녀가 같은 층을 사용하고 자유롭게 교제하는데 불상사는 일어나지 않나요?" 매니저는 이렇게 대답했다. "우리는 특별히 입주자들의 사생활에 관여를 하지 않아요. 물론 학대, 추행 등 문제 행동이 생긴다면 당연히 개입을 하지만요. 이곳에 오신 분들은 다들 성인이에요. 몸과 마음에 장애가 있다고 해서 이분들의 권리를 침해하는 것은 옳지 않아요."

옆방에 사는 잉어는 알코올 중독 증세가 있는 50대 여성이다. 시市 정부에서 중독자 시설로 안내했지만 잉어는 이곳에 오고 싶다며 고집했다고 한다. 그녀의 방에서 눈에 띄는 것은 식탁 위에 빼곡히 놓인 크리스털 잔과 식기들이었다. 보물처럼 여기는 크리스털 식기들을 꺼내놓고 감상하는 것이 낙이란다. 그런데 이 방은 두꺼비 굴처럼 담배 연기로 자욱했다.

유리컵이 자해의 수단이 되지는 않을까? 요양원에서 흡연을 해도 되나? 내가 걱정하니 매니저에게서 "위험하니까 시설에서 생활을 하는 것이지요. 위험한 상황이 발생하면 우리가 재빨리 개입할 수 있으니까요"라는 답변이 돌아왔다. 그리고 그녀가 자기 방에서 무엇을 하든 그것은 자신의 자유라고, 여기는 사람 사는 곳이지 감옥이 아니라는 말을 덧붙였다.

요양원을 고르는
최소한의 기준

우리는 보통 부모님을 요양원에 보내는 경험을 통해 '나는 내가 원하는 요양원을 골라서 가야지'라는 생각을 하게 된다. 그런데 어떤 곳이 좋은 요양원인가? 수입 대리석으로 지은 멋진 로비, 수영장과 재활치료실이 있고, 직원들이 호텔식 서비스를 제공하는 곳? 의사들이 상주해 건강관리를 해주는 곳?

많은 사람이 부모님을 위해 요양원을 선택할 때 인터넷으로 시설 평가등급을 확인하고는 A등급이 B, C등급보다 좋다고 생각한다. 직접 여러 요양시설을 방문해 부모님이 계실 만한 곳인지 확인하기도 한다. 자주 방문할 수 있도록 접근성이 좋은 곳인지, 경영자의 이념이 어떠한지 등을 확인한다.

이왕 시설을 방문한다면 생활공간도 둘러보도록 하자. 시설을 살펴볼 때 제일 중점을 둘 것은 냄새다. 맛있는 냄새는 행복한 가정의 표시인 것처럼 냄새가 나지 않는 것이 요양시설의 기본 중 기본이다. 또 그곳에서 생활하는 사람들의 표정을 살펴봐야 한다. 요양보호사의 친절한 얼굴은 말할 것도 없고, 노인들의 표정이 편안하고 행복한지를 살펴보도록 한다.

이 정도면 충분히 고려했다고 생각할지도 모른다. 하지만 본인이 여기서 생활하는 입장이 된다면, 알고 싶은 것은 더 있을 것이다.

첫째로 혼자만의 시간을 보낼 만한 공간이 있는지 확인하자. 현재 국내 요양시설은 다인실에 정해진 일과에 따라 단체생활을 하는 것이 보통이다. 사람이 늘 옆에 있어서 좋은 면도 있지만 가끔은 혼자 있고 싶을 때도 있다. 요양시설에는 그런 공간이 드물다. 혼자 있다가 쓰러지거나 문제가 생기지 않도록 구석구석에 사람 눈이 닿도록 설계됐기 때문이다. 심지어 침실에도 CCTV가 달려 있다. 나라면 누구에게도 방해받지 않고 잠시라도 자신만의 시간을 즐길 수 있는 공간이 필요할 듯하다.

두 번째는 식사 시간과 방식이다. 대부분의 요양시설에서는 하루 세 끼를 정해진 시간에 정해진 메뉴를 먹어야 하는 등 선택이 제한된다. 식사를 제대로 하지 않으면 바로 원장에게 보고돼서 왜 식사를 하지 않는지 염려 섞인 질문을 받게 된다.

세 번째는 목욕하는 시간과 방식이다. 목욕은 일주일에 두 번(법으로 정해져 있다), 시설에 따라 정해진 방식으로 진행된다. 자기 전에 느긋하게 욕조에 들어가는 것을 원하거나 거품 목욕이나 사우나를 좋아해도 개인의 취향은 고려되지 않는다. 어떤 곳은 입주자들을 목욕 침대에 실어 목욕실로 데려가면, 대기하고 있던 요양보호사들이 물 뿌리기, 비누칠하기, 헹구기, 머리 말리기의 작업을 분담해 기계적으로 해치운다. 목욕이 아니라 청소 작업이나 다름없다. 내가 앞으로 살아야 할 집이라면 식사와 목욕이 보다 인간적인 방식으로 이뤄지기를 바랄 것이다.

요양원은 죽으러 들어가는 곳이 아니라 살기 위해 가는 곳이다. 최근에는 사람중심케어를 실천하기 위해 노력하는 요양원이 늘어나고 있다. 하지만 그렇게 못 하는 시설이 훨씬 많다. 다들 좋은 돌봄을 한다고 말하지만, 진정으로 치매를 가진 사람의 자율성과 존엄을 이해하고 이를 지켜주는 시설은 손으로 꼽을 정도다. '자기다운 삶'보다는 안심 위주의 관리형 서비스가 주를 이루기 때문이다.

일본의 너싱홈인 아지사이장에서는 직원들에게 자기가 살고 싶은 집을 이야기해 보도록 했다. '매일 시설에서 주는 밥만 먹으려니 지겨워 가끔은 배달 음식을 시켜 먹고 싶다' '늦잠을 자더라도 깨우지 않으면 좋겠다' '목욕은 하고 싶을 때 했으면 좋겠다' '아무 때나 외출하고 싶다' '술과 담배를 할 수는 없을까?' 등의 이야기가 나왔다. 시설에서는 할 수 없지만 내 집에서라면 당연히 할 수 있는 일들이다. 집과 같은 환경을 만들기 위해 아지사이장에서는 입주자들에게 위의 모든 것을 허용하기로 했다.

내가 나중에 살고 싶은 요양시설을 알고 있는가? 그런 곳이 있다면 미리 자원봉사를 하면서 나의 마지막 시간을 준비해 보는 일도 필요하다.

21

사전돌봄계획으로
황혼의 시기를 준비하라

　사람은 탄생과 죽음으로 하나의 사이클을 마무리한다. 따라서 노화와 치매를 떠올리면서 나의 마지막을 빼놓을 수는 없다. 출생은 나의 선택이 아니지만 죽을 때의 모습은 내가 책임지고 준비할 수 있다. 그런데 죽음은 인생에서 가장 중요한 이벤트임에도 사람들은 모든 것을 타인에게 맡겨둔 채, 스스로 생각하려 하지 않는다. 최근에서야 부모님, 인생 선배들의 죽음을 접하면서 스스로 준비하는 마무리에 대해 생각하게 된다.

　관련해 떠오르는 죽음이 있다. 일본의 한 그룹홈group home에서 목격하게 된 임종이다. 그룹홈은 여덟 명에서 아홉 명의 노인이 집과 같은 환경에서 돌봄을 받는 곳을 말한다.

당시 93세였던 S가 그룹홈에 들어온 것은 3년 전이다. 알츠하이머성 인지증, 저혈압, 뇌경색 등을 앓고 있으며 이동은 휠체어를 이용했다. 식사 및 위생에서 완전 수발이 필요한 중증 상태였다. 얼마 전부터 경구 식사가 불가능해졌으나 경관식, 위루를 하지 않겠다는 사전의사표시가 있었기 때문에 자연스럽게 임종을 기다리게 된 것이다. 경관식을 하더라도 다시 입으로 식사하게 될 가능성은 없으며 오히려 몸이 붓는 등 부작용이 크기 때문에 의료진도 굳이 권유하지 않았다. 시설에서는 고칼로리 젤리를 제공하면서 마지막 시간을 지내도록 돌보고 있었다.

그녀를 위한 사례회의에는 간호사, 재활치료사와 간병 직원이 참석해 S의 존엄한 임종을 위해 각자가 해야 할 일에 대해 의견을 교환했다. 간호사는 점액이나 위루를 하지 않기로 한 배경을 설명하며 바이탈 사인을 통해 그녀의 임종 시점을 조심스럽게 예측했다. 재활치료사는 라이너 휠체어에 누운 그녀의 모습을 보여주면서 왼쪽으로 몸이 기울어진 상태가 지속될 경우 욕창이 발생할 우려가 있다며 쿠션과 이불 등을 이용한 자세교정positioning에 대해 설명했다. 마지막으로는 이틀 뒤 그녀를 위한 임종음악회 준비에 대해 의논했다. 음악 교사였던 그녀가 평소 희망했다고 한다. 임종음악회에서는 S의 딸이 피아노 반주를 하면 입주자들이 미리 준비한 노래를 부를 예정이다. S의 지인과 마을 사람들이 작별을 위해 음악회에 참석하기로 했다. S는 말로 의사소통은 못 했지만 음악회 준비를 위해 노래 연습에는 참여하고 있었다. 임종음악회를 한 지 이틀 뒤, 그녀는 세상을 떠났다.

우리는 떠날 때 세상과 인사하는 것이 필요하다. 그동안 감사했다고, 남은 사람들은 잘 살기를 부탁하는 그런 의식이 필요하다. 한국에 비해 고령화가 10년 정도 앞서 있는 일본에서는 현재 '다사시대多死時代'에 들어섰다는 말을 종종 듣게 된다. 한 해의 사망자 수가 160만 명에 육박한다. 한국의 1년 사망자가 약 20만 명이니 얼마나 차이가 큰지 알 수 있다.

이렇게 많은 인구가 죽음을 맞는 가운데 일본에서 유행하는 것이 '인생회의'다. 공식적인 명칭으로는 사전돌봄계획advanced care plan이다. 의료에서 연명의료의향서advanced directives라는 이름으로 이뤄지는 것에 돌봄 계획까지 포함한 개념이다. 연명의료의향서에서는 '산소호흡기를 달지 않겠다' '불필요한 치료는 받지 않겠다' 등의 임종기 의료와 관련한 의사를 미리 밝혀둔다.

국내에서는 2018년 〈호스피스·완화의료 및 임종과정에 있는 환자의 연명의료결정에 관한 법률(연명의료결정법)〉이 제정돼 임종기 환자가 원하는 경우, 항암치료, 인공호흡기, 심폐소생술, 혈액투석 등 연명의료를 중단할 수 있다. 반면 사전돌봄계획은 아직 낯설다. 사전돌봄계획은 의료뿐만 아니라 돌봄에서의 자기결정을 담고 있다. '입으로 식사를 못 하게 된다면 굳이 경관식을 하지 않겠다' '치매에 걸리게 되면 어떤 시설에 들어가기를 바란다' '재산 및 중요 결정을 누구에게 위임한다' 등을 미리 밝혀두는 것이다. 어떤 돌봄을 받을 것인지, 자신에 대한 결정을 스스로 하지 못할 때 누가 대신할 것인지 등 돌봄이 필요해졌을 때의 주거, 관계, 삶의 방식 등에 대해 자신의 의사를 미리 표현하는 것이다.

사전연명의료 의향서의 경우에는 의료에 대해 전문성이 부족한 일반인이 스스로 결정하는 부분이 많지 않지만 사전돌봄계획은 그렇지 않다. 장애가 생기거나 치매에 걸렸을 때 내가 어디에서 살 것인지, 누구에게 내 몸을 부탁할 것인지, 어떤 마무리를 하면 좋을지 미리 생각해 보는 것이기 때문에 돌봄과 관련해서 요청하는 내용도 훨씬 다양해진다.

"내가 치매에 걸리면 아침에는 꼭 뜨거운 카페라테와 사과 하나를 주세요. 그럼 제가 기운을 차리고 일과를 시작할 수 있을 거에요" "하루에 꼭 한 번은 산책을 하게 해주세요. 내가 걸을 수 있는 한, 맑은 공기와 햇살을 쬘 수 있도록 산책을 도와주세요" "내가 눈이 어두워져서 책을 읽지 못하면 책을 읽어주세요. 미스터리나 SF 소설을 듣고 싶어요"….

마지막까지 자기다운 삶을 살기 위해서는 내가 원하는 것을 미리 밝히는 것이 필요하다.

준비의 첫걸음, 돌봄 기간 계산하기

사전돌봄계획이 필요한 첫 번째 이유는 생각보다 사람은 오래 앓다가 죽기 때문이다. 긴 돌봄 기간에 대한 준비가 필요한 것이다. 이때 돌봄의 범위는 집안일을 도와주고 병원을 동행하는 일상생활의 보조에서 기저귀 케어, 식사 케어 등 돌봄이 없으면 생존에 위협을 받는 수준에 이르기까지 매우 넓다.

누구나 삶의 마지막 단계에서는 돌봄이 필요하지만 어느 정도로, 얼마나 오래 돌봄을 받게 될 것인지는 사람에 따라 다르다. 건강한 노인이 장애 노인이 되는 과정은 대체로 전前노쇠, 노쇠 단계를 거치게 된다. 단계에 따라 필요한 돌봄의 종류와 정도가 달라진다. 노쇠 단계에서는 일상생활에서의 도움이 필요한데 이때에는 가족, 이웃, 지역 네트워크가 도움을 제공하는 역할을 할 수 있다. 전노쇠 단계에서 '일상생활 수행능력activities of daily living'이 더 떨어지게 되면 장기요양보험제도에서 등급을 받아, 방문요양서비스를 이용하거나 요양시설로 들어가는 등 제도적인 돌봄을 받게 된다.

제도적 돌봄은 장기요양등급을 인정받아야 가능해진다. 장기요양 등급은 장기요양보험제도의 보험자인 국민건강보험공단이 관장하며 65세 이상부터 신청할 수 있다. 치매나 뇌혈관성 질환을 앓는 경우라면 65세 미만이라도 가능하다. 다만 모든 사람이 나이 들었다는 이유로 다 받을 수 있는 것은 아니다. 등급을 신청해서 인정되는 정도를 인정률이라고 하는데, 연령대별 등급 인정률은 65세 미만인 경우 1퍼센트에 미치지 못하지만 65세 이상은 10퍼센트 정도다.

2008년부터 2012년까지 장기요양 등급을 받고 같은 기간 내 사망한 총 27만여 명을 분석한 자료에 따르면, 기간별로 등급 인정 이후 1개월 이내 사망하는 경우가 8.7퍼센트, 등급 인정 후 1년을 넘기지 못하고 사망하는 경우가 전체의 45.6퍼센트에 달했다. 거꾸로 1년이 넘도록 생존한 비율은 54.4퍼센트, 3년 이상 생존한 사람들은 전체의 12.7퍼센트에 해당한다.

나를 위해 결정해 줄 사람 정하기

사전돌봄계획이 필요한 두 번째 이유는 내가 필요할 때 돌봐줄 사람이 없을 수 있기 때문이다. 초고령사회에서 1인 가구는 매우 흔한 가구 형태가 됐다. 미혼을 지향하거나 가족의 해체로 혼자 살아가는 사람, 배우자의 사망으로 홀로 남겨진 노인 등 유형도 다양하다. 2022년 기준으로 1인 가구는 전체 가구의 35.5퍼센트인 782만 9,000가구다. 2017년에 전체 가구의 28.6퍼센트였던 것이 5년 만에 7퍼센트 가까이 증가한 것이다.

매정하게 들리겠지만, 치매에 걸리더라도 적절한 지원을 받지 못한 채 혼자서 생활을 이어갈 위험이 있는 사람이 늘어났다고 볼 수도 있다. 1인 가구는 모든 면에서 취약하다. 1인 가구 통계에서도 알 수 있듯 기초생활수급자의 70퍼센트가 혼자 살아간다. 1인 가구는 자가 보유율도 낮고 직장도 불안정한 데다 도움이 필요할 때 의존할 사람도 적다.

물론 선택에 의한 독신도 많으며 1인 가구여서 좋은 점도 많다. 하지만 노화가 진행돼 홀로 거동하는 것이 힘들어졌을 때, 치매에 걸렸을 때 주거와 돌봄 서비스를 찾아주는 등 나를 대신해 결정해 줄 사람이 없다. 재산 관리, 입소할 시설 결정 등은 누가 대신해 줄 것인가? 누군가가 나를 위해 어려운 결정을 해야 할 때 사전돌봄계획으로 내 의사를 미리 밝혀놓는다면 부담을 줄일 수 있을 것이다. 자기다운 돌봄과 임종을 맞이할 수 있도록 미리 생각하고 이를 주위에 표명하는 것이 필요하다.

간병 보험을 들거나 성년후견제도를 활용하는 방법도 있다. 하지만 현재를 살아가는 것도 팍팍한 사람은 대부분 간병 보험을 들 여력이 없다. 성년후견제도는 치매나 장애 등으로 자기결정이 어려운 사람을 대신해 후견인이 피후견인의 보호와 결정을 지원하기 위해 만들어진 제도다. 성년후견인은 가정법원의 심판을 통해 지정되며 피성년후견인의 재산 관리 및 일상생활에 필요한 지원을 제공한다. 이들은 피성년후견인의 신상에 관한 결정과 법률행위도 대신 할 수 있다.

2013년에는 치매인도 후견인을 지정할 수 있도록 관련 법이 개정됐지만 활성화되지 못했다. 관리비, 활동비, 자문료 등으로 비용이 들어가 가족이 그 역할을 맡는 경우가 대부분이기 때문이다. 또한 법원이 지정한 성년후견인이나 공공후견인이 내 삶을 이해하고 나다운 삶이 지속되도록 작고 사소한 결정까지 맞춤으로 해줄 수 있을지 의문이다. 성년후견인이든 가족이든 내 평소의 모습과 좋아하는 것, 내가 소중히 여기는 가치 등을 반영해 결정을 내려줘야 하는데 이를 위해서라도 나의 돌봄계획을 문서로 남기는 것이 필요하다.

• 사전돌봄계획을 작성하기 위해 생각해 봐야 할 10가지 •

1. 내게 가장 소중한 것은 무엇인가?
2. 내가 그동안 살아온 힘은 무엇인가?
3. 내가 살아온 방식은 무엇이었는가?
4. 그동안 이룬 것 가운데 가장 가치 있는 일은 무엇인가?
5. 더 이상 말로 표현할 수 없는 단계에서 원하는 치료 방식과 원하지 않는 치료 방식은 무엇인가?
6. 더 이상 의사결정할 수 없는 단계에서 나를 대신해서 결정할 사람은 누구여야 하는가?
7. 정말 싫어하는 일은 무엇인가?
8. 마지막에 살고 싶은 장소는 어디인가?
9. 재산은 어떻게 처리하고 싶은가?
10. 장례는 어떤 방식으로 하고 싶은가?

22

내 옆을 지킬 이들에게
당부 전하기

　　치매에 걸렸을 때 내 모습은 나의 노력만으로 이뤄지지 않는다. 나를 둘러싼 사람들, 나를 돌보는 사람들에 의해 나는 사랑스러운 노인이 되기도, 불퉁스러운 치매환자가 되기도 한다. 주위 사람들이 해주는 일은 단순히 식사와 잠자리를 보살펴 주는 것에 그치지 않는다. 나를 대신해서 많은 결정을 내려야 한다. 아침에 일어날 때 도움이 필요한지, 무엇을 먹을지, 어떤 옷을 입고 하루를 어떻게 지낼지에 대해서도 나를 대신해 결정하는 경우가 많을 것이다.

　　일상적인 도움뿐만 아니라 병원 입원, 치료 방법, 요양시설 입소에까지 나에게 중요한 많은 결정이 가족이나 돌보는 사람에 의해 이뤄진다. 하지만 타인이 결정해 준 것을 내가 좋아하지 않을 수도 있다.

대신 골라준 옷이 마음에 들지 않거나 원하는 식사 메뉴가 나오지 않아 실망할 수도 있겠다. 장례식, 유품 정리 등 삶의 마지막 단계에서의 결정들이 자신의 가치를 포함할 수 있기를 원할 것이다.

치매에 걸려서도 자기다움을 간직하려면 어쩔 수 없이 주변 사람들의 이해가 필요하다. 내가 어떤 사람이었는지 기억하는 동시에 여전히 살아있는 존재임을, 느리지만 여전히 새로운 것을 배울 수도 있다는 점을 알리는 것이 필요하다. 이를 위해 사전돌봄계획에 포함시키고 싶은 것은 다음의 세 가지다.

사랑하는 만큼 지켜봐 주세요

사랑하는 사람을 위해서라는 이유로 구속하고 억제하는 경우가 많다. 치매 당사자의 행동을 제지하기에 앞서 먼저 그가 무엇을 하고자 하는지, 혼자서도 할 수 있는지를 잘 지켜봐 줬으면 좋겠다.

최근 치매 노인의 안전을 위해 여기저기에 CCTV가 설치되고 있다. 내 친구 역시 시골에서 혼자 사는 어머니 집에 CCTV를 달았다고 한다. 친구는 어머니가 식사는 제대로 하는지, 혼자 있다가 넘어져서 일어나지 못하는 것은 아닌지 수시로 CCTV를 들여다본다.

어머니의 일과 가운데 그녀가 가장 싫어하는 것이 평생 습관인 새벽기도를 가는 것이었다. "새벽 4시에 노인네가 혼자서 집 밖을 돌아다니는 것이 말이 돼? 교회까지 혼자서 20분이 넘게 걸어가야 하는데, 게다가 겨울에는 춥기도 하고 눈이 오면 미끄러져 넘어지기도 할 텐데." 기온이 영하로 떨어지는 겨울이면 거의 매일 전화해서 잔소리를 해대지만 어머니가 꿈쩍도 안 하니, 할 수만 있다면 어머니를 묶어두고 싶다고 하소연했다.

내가 부탁하는 지켜보기란 24시간 작동하는 CCTV를 말하는 것이 아니다. 이런 지켜보기는 감시하기일 뿐이다. 그녀의 소원은 실제로 어머니가 새벽길에 넘어져서 크게 다친 뒤 이뤄졌다. 병원비로 수백만 원이 나오고 직장 다니는 딸이 간병하느라 고생하는 것을 경험하고 나니, 어머니는 더 이상 고집을 부리지 못하게 됐다. 문제는 새벽기도를 가는 일상이 사라지자 어머니가 더 빨리 노쇠하고 뒤이어 치매가 찾아왔다는 것이다.

내 친구는 어머니가 안전하고 편안하기를 바랐지만 당사자에게 교회에 가서 예배를 드리는 것이 왜 중요한지를 생각해 보지 못한 것이다. 어떤 사람들은 부모님이 집 밖을 나가는 경우 금방 알아차릴 수 있도록 현관문에 방울을 달거나 센서를 설치한다. 치매로 진단받은 경우 더 이상 요리를 하지 못하도록 집 안의 가스를 차단해 버리거나 쇼핑을 하지 못하도록 지갑을 압수하기까지 한다. 가벼운 집안일조차 방해가 된다며 배제해 버린다.

만약 내가 치매에 걸린다면 내 보호자 역시 안전을 위해서 내가 외출하는 것을 제한하고 요리하고 집안일하는 것을 말릴 수도 있겠다. 하지만 그럴수록 내 다리 힘은 빠지고 기억은 더욱 빠르게 사라질 것이다. 사람들과 대화하는 방법도 잊어버리고 대중교통을 이용해 새로운 장소를 찾아가는 일은 엄두도 내지 못하게 되고, 쇼핑이나 산책도 포기해 버리게 될 것이다. 평생 독립적으로 살아온 나는 치매에 걸렸을 때 많은 것이 제한되고 억제되는 상황을 바라지 않는다. 내 주변 사람이 나를 친절하게 도와주기를 바라지만 그렇다고 모든 것을 내게서 빼앗는 것은 원하지 않는다.

먼저 나를 바라보고, 내 의도를 눈치채고, 혼자서 할 수 있는지 가늠해 주었으면 좋겠다. 그리고 혼자서 하기 힘들다는 판단이 든다면 같이 하자며 권유해 주기를 바란다. 요리를 좋아하는 나에게 나물 다듬는 일을 부탁하고, 가스불이나 유리 그릇을 전기 인덕션이나 깨지지 않는 식기로 바꾸는 등 부엌 환경을 위험하지 않게 만드는 것도 도움이 되겠다. 안전을 살피는 만큼 내 표정을 지켜봐 줬으면 좋겠다. 영혼이 지치지 않고 즐겁게 살아갈 수 있도록 관심 가져주기를 바란다.

어린아이 취급하지 말아주세요

상대방의 말을 이해하지 못하고, 스스로 옷을 입거나 식사를 하지 못하는 퇴행 증상이 꼭 어린아이로 돌아간 것처럼 보일 수 있다. 치매에 걸리지 않더라도 노인들은 귀가 어둡고 동작이 느리다. 가족이나 돌보는 사람은 노인이 듣지 못할까 봐 일부러 톤을 높이거나 천천히 이야기한다. 상대방의 말을 알아듣고 행동하면 "아유, 잘했어"라며 칭찬하기도 한다. 어린아이 대하듯이 보호하고 통제하기도 한다. 하지만 노인은 어린아이가 아니다. 행동이 굼뜨고 반응이 느리지만 내면에는 80, 90년의 세월이 들어 있다. 온갖 풍상을 겪어 단수가 높은 눈치와 몸이 불편한 데서 오는 자기보호본능이 민감하게 교차하고 있다.

한 주간보호시설의 단체 프로그램 시간. 모두 강사의 지시에 따라 동요를 부르며 박수 치고 있는데 한 할아버지가 혼자서 창밖을 내다보며 사람들과 어울리지 못했다. 주간보호시설에는 개인 공간이 없기 때문에 단체 프로그램에 참여하지 않는 사람은 아무래도 꿔다놓은 보릿자루같이 돼버린다. 젊은 사회복지사는 안절부절못하며 "할아버지, 이렇게 노래도 부르고 게임도 해야지 치매가 예방된대요" "단체활동이니까 함께 해요"라고 거듭 부탁한다. 그래도 뚱한 태도와 비협조적인 자세는 여전했다.

강사는 "치매에 걸리면 사회성이 떨어지나 봐요. 이렇게 고집을 피우는 일이 많아요"라며 방문객인 나에게 멋쩍은 웃음을 지어 보였다. 대학교수였던 이 할아버지는 그냥 단체로 동요 부르는 것을 좋아하지 않았을 뿐인데, 사회복지사의 눈에는 모든 것이 치매 증상으로 보이는 모양이었다.

요양시설에서 일하는 젊은 직원이 보기에 치매 노인은 혼자서 화장실도 못 가는 노인네겠지만 이들은 모두 저마다 살아온 역사, 습관, 성향을 그대로 간직하고 있다. 80, 90년의 세월을 치열하게 살아온 인간 역사책이다. 이들을 어린아이 취급하는 것은 그 사람의 역사와 존재를 부정하는 것이다. 나라면 그런 취급을 받았을 때 매우 거칠게 항의할 듯하다. 그러니 알아듣지 못하더라도 존대하고, 어른으로 대해주기를 바란다.

전문적인 돌봄을 받고 싶어요

내가 원하는 것을 들어주는 것이 돌봐주는 사람에게는 곤란한 일일 수도 있다. 만약 내가 골다공증이 있는데 혼자 돌아다니다가 넘어져 고관절 골절이라도 된다면 돌보는 사람은 내 의사를 존중한 것이 오히려 내 기능과 생명을 위협했다고 자책할 수밖에 없다. 이러한 딜레마 때문에 가족을 비롯해 돌보는 사람은 전문성을 갖춰야 한다.

상대방의 자율성을 전적으로 승인하거나 완전히 제한하지 않고 적절한 균형을 잡는 능력이 바로 전문성이다. 또한 안전장치를 마련해 사고에 대비하는 것이 자율성을 지원하는 방법이다. 나는 외출을 금지당하기보다 동행해 주기를, 보행 보조 기구를 사용하게 하거나 넘어졌을 때 충격을 완화하는 패드를 착용하게 해주기를 바란다.

전문적인 돌봄 제공자는 훌륭한 대화자일 것이다. 많은 사람이 치매인이 타인을 배려하지 못한다고 말한다. 자녀들의 상황을 고려하지 않은 채 '절대로 요양시설에 들어가지 않겠다'라며 고집을 피우기도 한단다. 집에서 마지막을 보내고 싶은 내 자기결정권이 자녀들을 힘들게 하는 경우도 적지 않다. 또는 '치료받지 않겠다' '내 방식대로 살겠다'라는 자기결정도 마찬가지다. 이런 경우 '안 돼요' '하지 마세요'라며 무조건 억제하기보다 왜 위험한지, 왜 더 이상 집에 있는 것이 어려운지를 차근차근 설명하고 이해하기를 기다려 줘야 한다. 말귀를 못 알아들어 답답하더라도 친절을 잃지 말았으면 좋겠다. 내가 이해할 때까지 여러 번 설명하고 기다려 주기를 바란다.

타인에게 피해를 줄 수 있는데도 내가 원하는 바를 밀어붙인다면 이는 자율성과 주체성을 발휘하는 행동이 아니다. 충분히 존중받는다고 느끼는 사람들은 타인을 배려하기도 하는 법. 친절하게 설명하고 존중해 준다면 어느 정도의 타협은 가능할 것이다. 물론 치매니까 쉽게 이해하고 수용하기가 어려울 것이다. 그래도 포기하지 않았으면 좋겠다.

사전돌봄계획을 작성할 때 유의해야 할 점은 나를 위한 계획이지만 혼자 결정하지 않아야 한다는 것이다. 내 마지막 시간에 동행자가 돼줄 가족, 돌봄을 주는 사람들과 의논하는 과정이 필요하다. 의료진과 전문가의 의견을 듣고 충분한 논의 끝에 결정하는 과정도 필요하다. 그리고 그 결정은 바위 위에 새겨진 불변하는 문구가 아니다. '내가 바라는 것은 이것이지만 만일 형편이 달라진다면, 나를 대신해서 나에게 가장 적합한 방식으로 결정해 달라'고 첨언하면 된다. 이런 의사를 밝히는 것이 사전돌봄계획이다.

   치매에 걸려도 괜찮을 수 있는 사랑의 방법은 크게 나를 사랑하는 것과 타인을 사랑하는 것으로 나뉜다. 노년에 불릴 호칭을 정하는 것부터 사전돌봄계획을 세우는 것까지 자기다움을 지키기 위한 이러한 노력은 나를 위한 사랑하는 법의 일환이다. 이제 남에게 주는 사랑의 방법은 무엇인지, 다른 사람에게 주는 사랑이 나에게 어떤 영향을 미치는지 살펴보자.

4장

치매에 걸려도 가족과 함께할 수 있다

감정 케어로 지키는
나와 가족의 삶

미국의 퍼스트레이디였던 로잘린 카터는 "세상에는 오직 네 종류의 사람이 있다. 한때 돌봄을 했던 사람, 현재 돌봄을 하는 사람, 앞으로 돌봄을 하게 될 사람 그리고 앞으로 돌봄을 필요로 하는 사람이다"라고 말한 적 있다.

누구나 인생의 한 시기에 돌봄을 하거나 받게 된다. 아이러니하게도 돌봄은 먼저 하고 나중에 받는 것으로 이뤄진다. 기브 앤 테이크(give and take), 말 그대로인 것이다. 먼저 돌봄을 받았다면 어떻게 하는 것이 상대방에게 좋을지 알지만 대부분 노년을 경험하지 못한 채, 아픈 사람의 고통을 이해하지 못한 채 돌봄을 시작한다.

다행히 우리는 앞에서 치매에 걸렸을 때 내가 원하는 돌봄이 무엇인지에 대해 생각했다. 누구나 자기다움과 주체성을 지닌 채 마지막 여행을 계속하기 원한다는 것을 알았으니, 상대방에게도 그의 사전돌봄계획에 따라 '자기다움'이 이뤄지도록 애쓸 터다. 그런데도 막상 돌보는 입장이 되면 어렵기만 하다. 이제 돌보는 사람의 입장에서 치매의 현실을 살펴보고자 한다. 나아가 사람중심케어를 통해 돌봄이 무엇인지, 어떻게 하면 돌봄의 어려움을 덜 수 있는지, 치매에 대한 경험을 바꿀 수 있는지 알아보자.

23

사랑이 싹트는 돌봄의 과정

달라이 라마는 "다른 사람을 행복하게 하라, 그러면 당신이 행복해질 것이다"라고 말했다. 예수는 "네가 대접받고 싶은 대로 타인에게 대접하라"고 가르쳤다. 삶은 원인과 결과가 무한히 반복되며 뿌린 대로 거두는 순리다. 여기서 주목할 점은 내가 먼저 해야 받을 수 있다는 점이다. 돌봄도 마찬가지여서 부모님이나 가까운 사람을 먼저 돌보게 된다. 이때, 돌봄 경험은 주로 어떤 것일까? 사랑을 뿌려야 하는데, 눈물과 한숨을 뿌리고 있지는 않은가? 부모님이 아직 건강해서 돌봄을 해본 적이 없다면 다른 사람들의 경험을 들어보자.

부모님을 돌보는 사람들의 이야기를 들어보면 돌봄으로 인한 피로감, 가족 간 갈등, 무엇을 해야 할지 모르는 데 따른 무력감이 크다.

지옥, 우울, 파산이라는 단어가 간병과 짝을 이뤄 쓰이기도 한다. 아무리 사랑하는 사람이라도 몇 시간만 돌봄을 하다 보면 금방 지쳐버린다고 한다.

"맞벌이를 하면서 몸이 불편한 시부모님을 몇 년 모셨는데요. 함께 사는 동안 웃을 일이 별로 없었어요. 퇴근한 후에 집에 들어가는 것이 싫었어요. 환자가 있는 집 특유의 무거운 분위기가 가슴을 답답하게 누르는 것 같았거든요. 직장 일로 피곤한 상태인데 억지로 밝은 표정을 하는 것이 쉽지 않았고요. 아파트 주차장에 차를 세워두고 음악을 들으면서 한참 힐링을 하고서야 겨우 집으로 들어갈 힘을 얻곤 했죠."

돌봄은 일상적이고 시시해서 주목받지 못하는 일에 속한다. 환자와의 사소한 실랑이, 개선되기는커녕 나날이 나빠지는 환자의 상태, 환자에게 화를 내거나 거칠게 행동한 데 대한 자괴감 등이 반복되면서 돌보는 사람은 명예로워지기보다 부끄러워진다고도 한다. 그래서 돌봄이 삶의 오점이라고 여길 수도 있다. 처음으로 돌봄을 생각하는 사람들은 이런 어려움을 알고 나면 아예 돌봄을 하지 않으려 할지도 모르겠다. 그럼에도 돌봄은 인생을 완성하는 과정이기에 피하지 말고 경험해 보기를 권한다. 돌봄의 가치를 인식한다면 돌봄을 하는 동안 겪게 될 고통과 어려움도 잘 이겨낼 수 있을 것이다.

사랑을 줘봐야
사랑이 무엇인지 안다

　사람은 지극히 이기적인 존재여서 자기 자신만 생각하도록 만들어졌다. 일본에서는 쓰나미가 닥쳤을 때의 생존 전략으로 '옆 사람을 돌아보지 말고 무조건 뛰어라'를 공공연하게 이야기한다. 자신의 생존, 독립성, 평안, 번영이 최고의 가치로 여겨지고 있다. 하지만, 사람은 고립돼 살아갈 수 없다. 《두 번째 산》을 쓴 데이비드 브룩스 David Brooks 는 '삶은 혼자가 아닌 함께의 이야기'임을 강조한다. 현대 사회에서 개별성과 독립성이 지나치게 강조되고 있지만 인간에게는 자아를 초월해 타인을 보살피고자 하는 열망이 존재하며 타인을 보살피면서 전인全人적인 인간이 될 수 있다는 뜻이다.

　타인을 보살피는 본성이 없었다면 종種으로서의 인간은 존재하지 않았을지도 모른다. 재난 상황에서 자신을 먼저 구하는 것이 중요하지만 타인을 방치했을 때 양심의 고통을 느끼는 것도 바로 인간이다. 타인을 돌보는 행위는 자신을 돌보는 행위이기도 하다.

　돌봄을 하는 것이 고통만을 가져다주지는 않는다. 어떤 자녀들은 돌봄을 하면서 용서와 감사함, 충족감을 경험했다고 한다. 혼자 살고 있는 부모님의 상태가 나빠지면서 간병인을 구하고, 필요한 환경을 마련하면서 그동안 잊고 있었던 과거와 연결되기도 한다.

　돌봄을 하면서 부모님의 새로운 면을 발견했다는 이야기도 듣는다. 그동안의 권위적이고 냉정했던 아버지가 아니라 자식들을 먹여

살리기 위해 애썼던 아버지를 알게 되거나 또 봄꽃처럼 빛났던 어머니를 발견하기도 한다. 부모님을 돌보는 과정에서 소원해진 형제들과 연결되고 자신의 과거와 화해하기도 한다.

P는 어린 시절 집을 나간 어머니에 대한 애증이 심했다. 폭력적이고 권위적인 아버지를 미워하는 마음만큼이나 어린 남매를 두고 가출한 무책임한 어머니에 대한 원망이 컸다. 몇 년 전 아버지가 요양병원에서 돌아가신 뒤에야 어머니와 연락하게 됐다.

어머니는 치매에 걸려 돌봄이 필요한 상태였다. 이제야 어머니가 내 차지가 됐다는 마음 한편으로, 나이 들어서 갈 곳조차 없는 모습을 보니 새로운 원망이 솟구쳤다. 하지만 P는 치매 중증이 된 어머니를 요양시설에 보내드리기까지 함께 생활한 3년이 축복이었다고 말했다.

어린 시절에 경험한 외로움과 두려움, 버림받았다는 자기 비하감 등이 항상 신발 속의 모래알처럼 그를 아프게 했었는데 어머니를 돌보는 동안 그 마음을 치유받을 수 있었다. 치매에 걸린 어머니가 베개를 안고, "우리 아기예요. 너무 예쁘죠?"라며 소중히 대하는 모습을 보면서, 어릴 적의 상처가 한순간에 치유됐다. 어머니를 돌보면서 그의 마음이 돌봄을 받은 것이었다.

돌봄은 삶에서 한두 번 주어지는 귀한 기회다. 내 삶이 타인과 연결돼 있음을 발견하고 사랑을 주면서 관계를 회복할 수 있는 기회.

어린 P는 어머니와의 관계에서 무력했지만 돌봄을 하는 동안 그 관계를 결정할 수 있는 쪽이 자신임을 알게 됐다. 돌보는 일이 수고스럽기만 한 것은 아니다.

인간은 모두 좋은 돌봄, 사랑을 받을 자격이 있다. 그리스신화의 오이디푸스왕은 세계 역사상 최고의 패륜아로 꼽힌다. 아버지를 살해하고 어머니와 결혼한 그는 나중에 사람들의 증오와 경멸 속에서 유배를 떠난다. 스스로 눈을 찔러 앞을 보지 못하게 된 그에게도 삶은 은혜롭다. 그를 버리지 않고 그의 눈이 돼주고 지팡이가 돼준 딸 안티고네가 있었기 때문이다.

돌봄은 부모와 자녀가 서로를 교대하는 행위, 즉 사랑을 주고받는 행위다. 부모는 어린 자녀에게 젖을 물리고 기저귀를 갈아주고 자녀는 늙은 부모의 곁에서 세상을 떠나는 과정을 지켜봐 준다. 세대와 세대를 잇는 고리의 역할을 하는 것이 돌봄이다. 그런데 치매와 치매 환자에 대한 편견에 사로잡혀 의무와 책임의 관점에서만 보게 되면 참으로 어려워진다.

24

서로 힘들어지는 돌봄
모두 편안해지는 돌봄

그런데 무엇이 돌봄일까? 기저귀를 갈아주고 이동을 도와주고 식사를 떠먹여 주는 것이 돌봄일까? 흔히 돌봄을 하는 사람들은 이런 행위를 돌봄으로 생각하는 경향이 있다.

한국에서의 돌봄은 일종의 노동이다. 식사를 준비하고 식사 케어를 하고 기저귀를 갈아주고, 깨끗하게 씻겨준다. '무엇인가를 해준다'에 초점을 맞춘다. 이용자의 안색을 살피거나 이용자의 이야기에 귀기울여 들어주거나 상대방을 귀하게 여기고 함께하는 것을 즐거워하는 모습은 찾아보기 어렵다. 그러다 보니 돌봄은 일방적으로 제공하는 형태가 돼버린다. 그저 바쁘게 무엇인가를 해야만 하는 행위로만 여겨질 뿐이다.

그래서인지 우리는 돌봄이라는 말에서 일방적 관계와 수고스러움을 느낀다. 이런 어감은 돌봄을 받는 사람에게 고스란히 전해져 자기 스스로를 비하하는 결과를 일으킨다. 불필요한 짐이 되고 있다는 인식은 그 사람의 치매를 촉진하며 삶에 대한 의지를 뺏어버린다.

울더라도 웃더라도 함께해야 하는 이유

그렇다면 돌봄이란 무엇일까? 어떻게 해야 상대방을 진정으로 돕는 것일까? 영국의 사회정책학자 마리 데일리 Mary Daly 가 정의한 것에 따르면 돌봄은, '자기 자신을 스스로 돌볼 수 없는 사람을 보살피는 일'이라고 한다. 혼자서 옷을 입을 수 없을 때, 식사를 할 수 없을 때 도움을 주는 행위다. 때로는 돌봄이 없으면 그 사람은 살아갈 수 없기 때문에 돌봄은 한 사람의 생존과 삶의 질을 결정하는 행위가 된다.

일반적으로 돌봄은 세 가지 필요한 욕구를 충족해야 하는데, 첫째는 일상생활에서 도움을 주는 것, 둘째는 위기상황에서 도움을 주는 것이다. 마지막으로 중요한 것이 친분관계 companionship 다.

핵심은 바로 친분, '옆에 있음'이다. 돌보는 사람과 돌봄을 받는 사람 모두 생생하고 온전한 자신의 모습으로 서로의 곁에 존재하는 일이다. 상대방의 안색을 살피고 지금 상대방이 행복하기를 바라는 마음이 바로 돌봄이다. 상대방이 잘되기를 바라는 것, 대상을 돌보는 책임, 상대방의 욕구가 충족될 수 있도록 기여하는 것이다. 돌봄은 일방적으로 주는 것이 아니라, 서로 주고받는 것이다.

직업으로 돌봄을 하는 사람들 역시 돌봄을 받는 노인과 자신이 서로를 필요로 한다는 것을 이해해야 한다. 진정한 인간적 유대감을 나누고 서로를 통해 삶의 목적의식과 감사한 마음을 키우는 관계가 이뤄져야 한다. 상대방을 수용하고 응답하고 공감하고 관여하는 것이 돌보는 것이다.

부모님 간병을 하는 과정에서 많은 사람이 무력감을 느낀다. 고통을 덜어줄 수도 없고 무엇을 해야 할지도 모른다. 하지만 가장 좋은 돌봄은 함께 옆에 있는 것이다. 아픈 사람은 누군가가 옆에 있다는 것만으로 마음이 놓이며 편안하게 잠들 수 있다. 한 독거 치매 노인이 "주말마다 아들이 집에 와서 하룻밤을 자고 간다"라면서 "며늘아기에게는 미안하지만 아들이 집에 있는 밤이면 평소와 달리 깊은 잠을 잘 수 있다"라고 말한다.

혼자 살고 있는 부모님 댁을 방문하면 나란히 누워 자보기를 권유한다. 부모님은 자녀 앞에서 '척'하는 경우가 많다. 건강한 척, 외롭지 않은 척, 도움이 필요하지 않은 척…. 그런데 하룻밤을 함께 자보면 얼마나 자주 일어나 화장실을 가는지를 알게 되고, 무심결에 내는 끙끙 앓는 소리를 통해 건강을 짐작할 수 있다.

또한 함께 있는 시간을 소중히 여기며 즐겁게 보내려는 노력이 필요하다. 부모님의 어린 시절 이야기를 듣거나, 첫사랑 이야기, 집을 장만하던 이야기들을 묻고 그 이야기를 듣다 보면 부모님의 역사가 보이기 시작한다. 부모님이 무엇을 좋아하고 무엇을 가치 있게 여기는지를 알게 된다면 무엇을 해줘야 할지 금방 알 수 있다. 치매에 걸려서 왜 특정한 행동을 하는지도 알아차릴 수 있다.

사소한 일에서 상대방이 편안함을 느낄 수 있도록 배려하고, 지금 무엇을 필요로 하는지 살펴보는 것, 돌봄은 행위이기 전에 상대방을 위하는 마음이다. 물론 돌봄을 하는 24시간 내내 즐거운 마음으로 할 수는 없을 것이다. 순간의 보람, 기쁨을 느끼는 한 점의 순간들을 이어가면서 수발의 어려움을 이겨나가는 것이 필요하다.

돌봄을 하는 데 있어 가장 중요한 것은 돌봄을 받아야 하는 이를 중심에 두는 것이다. 질병이나 장애를 가지고 있더라도 그 사람은 그 자체로 가치 있는 존재라는 사실을 기억해야 한다. 그 사람의 생각과 가치관, 세계관을 온전히 이해하고 받아들이는 자세가 필요하다. 여전히 많은 일을 할 수 있는 이들의 잔존 역량을 지지해 이들이 계속 살고자 하는 방식대로 살 수 있도록 도와야 한다.

당사자를 존엄한 존재로 인정하는 것, 그리고 이들의 독립성, 자율성과 자존감을 지켜나가는 것을 돌봄의 주요한 철학으로 삼는 것이 사람중심케어다. 사람 중심 사상에 기반을 둔 사람중심케어는 전 세계 돌봄 현장에서 가장 윤리적이며 책임감 있는 돌봄 철학으로 받아들여지고 있다.

사람중심케어가 무엇인지를 이해함으로써, 우리는 비로소 사랑을 준다는 것이 무엇인지를 배우고 3장에서 언급한 스스로의 노년을 위해 지금부터 해야 할 일이 무엇인지도 깨달을 수 있다. 치매에 걸린 사람을 이해해 보지 않은 사람이 치매가 무엇인지, 나이 든 내 미래를 위해 어떤 준비를 해야 하는지, 치매에 걸린 나에게 필요한 것이 무엇인지 어떻게 알 수 있을까?

25

마음이 가까워지는 치매 공식

　　치매 증상은 제각각이다. 치매환자를 돌보는 사람들도 치매 증상은 매일 달라지고 시간에 따라서도 변하기 때문에 종잡을 수가 없다고 한다. 어떤 때에는 기억이 나지 않다가 시간이 지나면 또 기억이 돌아오는 경우도 잦다.

　유별나게 변화가 무쌍한 경우를 일본에서는 '얼룩덜룩 치매 まだら 認知症'라고 부르는데 이는 대체로 뇌혈관성치매가 원인이다. 뇌혈류의 변화에 따라 하루 중에도 다른 모습을 보이기도 한다. 아침에 일어난 직후, 식사나 목욕을 한 직후, 더워서 체온이 올라간 경우, 수분 부족 등이 보일 때 뇌혈류량이 저하하면서 그때마다 치매 증세가 심해지는 것처럼 보인다.

각성, 혈압 조절 등을 담당하는 자율신경에 문제가 생긴 루이소체 치매나 파킨슨병의 경우에도 저녁이나 식사 후 일시적으로 증세가 악화되곤 한다. 식사 후에 멍해 보이거나 반응에 둔감해지기도 하고, 환시를 보거나 의식 혼란 상태가 되기도 한다. 몸의 상태가 좋지 않거나 변비 등 다른 원인으로 인해 증상이 악화될 수 있다.

치매 증상에는 이런 신체적인 요인 이외에도 기분, 성격, 생활 습관 등 다양한 요인이 작용한다. 뇌세포에 달라붙은 아밀로이드베타, 타우단백질만으로 치매에 걸린 사람의 행동이나 증상을 모두 설명할 수는 없는 것이다.

사람중심케어의 사상을 만든 킷우드는 치매 증상을 이해하기 위해서는 그 사람에 대한 총체적인 이해가 필요함을 강조했다. 치매에 대한 종합적 이해를 위해 그는 다음과 같은 방정식을 소개했다.

$$D = N.I + H + P + B + SP + E$$

D는 치매 dementia를 가리키며 이는 다음과 같은 복합적 원인으로 이뤄진다. 퇴행적 변화 neurological impairment, N.I가 일차적 원인이지만 건강 및 시력, 청력 손상 health, H, 그 사람의 성격 personality, P, 평생 살아온 생애사 biography, B, 심리 사회적 환경 social psychology, SP, 환경 environment, E이 복합적으로 작용해 증상을 좌우한다.

지구상 7억 명의 사람이 존재하지만 이들의 지문이 모두 다른 것처럼 각자 뇌의 생김새도 다르다. 똑같은 유전자를 가진 쌍둥이라도 환경, 교육, 가족관계, 직업, 질병과 건강에 의해 새로운 개성을 갖게 되는 것처럼, 뇌의 생김새가 사람마다 다르기 때문에 치매로 인한 모습도 다 개별적일 수밖에 없다.

그 사람의 인생을 알아야 더 잘 사랑할 수 있다

요양시설에서 치매 노인과 이야기를 나누고 이를 수집하는 작업을 한 적이 있다. 치매 노인이라고 하면 '대화하기 어렵지 않을까?' 하고 생각하겠지만 즐겁게 이야기를 나눌 때가 많다. 그 어르신은 재담가였다. "어르신은 인기가 많을 것 같아요"라고 이야기했더니, "아니, 나는 이가가 아니고 최가야"라고 답하셨다. '인기'를 '이가'라고 잘못 들은 것이다. 이분에게는 치매보다 귀가 어두운 게 더 큰 문제였다.

주간보호센터를 이용하는 한 노인은 제자리에 가만히 있지 못하고 계속 돌아다니며 소리를 지르는 증상을 보였다. 직원들이 진정시키려고 아무리 노력을 해도 소용이 없었는데, 알고 보니 이 노인은 엉덩이뼈의 실금으로 통증이 너무 심해서 제자리에 가만히 앉아 있을 수가 없었다고 한다. 원인은 통증이었는데 직원들은 치매 때문이라고 생각한 것이다. 이처럼 우리가 치매로 보는 증상은 그 사람의 청력 저하, 통증, 성격 등 여러 요인이 어우러져 나타나는 모습일 때가 많다.

어떤 사람이 곁에 있느냐에 따라서도 증상이 나빠지기도, 좋아지기도 한다. 소음이나 눈부심, 온도와 습도 등 물리적 환경까지 작용하면서 치매는 점점 이해하기 어려운 모습으로 변해간다. 그래서 치매는 질병이 아니라 증후군으로 불린다. 치매로 진단받았다고 해서 치매만으로 그 사람을 전부 설명하려는 것은 잘못된 것이다. 도저히 이해가 안 되는 치매환자의 행동도 모두 이유가 있다. 돌보는 사람이 그 이유를 알아채지 못하기 때문에 치매 케어가 어렵다고 여겨지는 것이다.

치매로 진단받은 L은 과거 직업군인이었다. 그는 집에서도 군대식 규율과 통제를 강조했고 자연히 아내, 자녀들과 정서적으로 멀어져 버렸다. 대령으로 예편한 후 집 안에서도, 집 바깥에서도 가깝게 지내는 사람이 없어 침묵 속에서 하루하루를 보내곤 했다. 그가 치매 진단을 받게 된 계기는 은행에서 난동을 부린 일 때문이었다. 주거래은행을 찾아가 자신의 통장에서 돈이 사라졌다며, 창구의 은행 직원을 횡령 혐의로 고발하겠다며 소리를 지르기 시작했다.

성격, 철학, 선호, 관계, 일 등이 복합적으로 작용한다는 점에서 치매에 걸려서도 그 사람의 모습이 유지된다고 본다. 따라서 치매를 통해서 그 사람이 살아온 모습을 유추해 볼 수 있다. 사람마다 살다 보면 돈, 먹는 것, 자식 등 집착하는 무언가가 있다. 집착의 대상은 좋게 말하면 그 사람의 인생 주제다.

L의 비합리적이고 이해하기 어려운 행동은 거의 돈 문제와 연결돼 있었다. 가난한 집안의 장남으로 태어났기에 사치를 싫어했고 연금 생활을 하다 보니 경제적으로 더욱 위축되고 돈에 집착했다. 치매에 걸린 그를 자극하는 것은 그에게 가장 절실한 주제, 바로 돈이었다.

치매 케어를 할 때는 그 사람의 행동보다 그 행동에 담긴 의미와 의사를 이해하는 것이 중요하다. 치매 증상으로 불리는 많은 행동이 치매의 본질이 아니며 그 사람의 생애사, 성격, 환경, 돌보는 사람과의 관계에 의해 고차원 방정식으로 나타난다는 점을 기억하자.

이 책을 읽는 여러분이 돌보게 될 또는 현재 돌보고 있는 대상은 대부분 부모님일 것이다. 사랑으로 돌보는 과정은 결코 쉽지 않다. 만약 부모님이 어떤 물건을 유독 찾거나 같은 말을 반복한다면, 이러한 행동이 어디서 기인했는지 한 번만 생각해 보면 어떨까? 답답한 마음이 가라앉고 부모님과 함께하는 시간이 한결 편안해질 것이다.

26

사랑을 준다고
착각하기 쉬운 돌봄

　가족이 돌봄을 하는 것이 오히려 더 어려울 때가 있다. "치매에 걸리더니 사람이 변해버렸어. 치매란 정말 고약한 병이야" "일부러 나를 괴롭히려고 하는 것 같아. 왜 이렇게 힘들게 하는지 몰라?" "정말 이기적이야. 주간보호센터라도 다니면 좋을 텐데, 이렇게 비협조적이라니…"라는 말들을 자주 한다.
　미국의 철학자 밀턴 메이어오프Milton Mayeroff는 "진정한 돌봄이란 돌봄 제공자가 자신의 생각으로 행하는 것이 아니라 오히려 상대방이 스스로 의미 있는 결정을 하도록 돕는 것"이라고 말했다. 내 방식대로 돌봄을 하는 것이 상대방을 불편하게 만들 수 있다.

효자 중의 효자인 L은 치매에 걸린 어머니에게 맛있는 음식을 대접하고 좋은 것을 보여주려 늘 궁리한다. 어머니는 일찍 남편을 잃고 홀로 두 남매를 기르면서 온갖 궂은 일을 마다하지 않으며 고생만 해왔기 때문이다.

어린 자녀를 둔 L은 가족이 함께 멋진 경험을 하기 위해 캠핑을 준비했다. 하지만 캠핑장에서의 첫날 밤, 어머니는 고래고래 소리 지르며 빨리 집으로 가자고 성화를 부렸다. 결국 그는 새벽 3시에 텐트를 철수할 수밖에 없었다. 마음먹고 준비한 행사를 이렇게 망쳐버린 어머니가 원망스럽지 않을 수 없었다.

이 소동이 벌어진 이유는 L이 치매를 가진 사람의 입장이 아니라 자신의 입장에서 생각했기 때문이다. 돌봄은 상대방을 중심에 두는 행위다. 상대방의 관점에서 생각하면 치매 노인이 보이는 이상행동이 이상하지 않고, 다 이유가 있다는 것을 알게 된다.

마찬가지로 치매인의 입장에서 배회는 그냥 외출이다. 누군가를 만나기 위해서, 어떤 장소에 가기 위해서 대문을 나섰지만 자신이 무엇을 위해, 어디로 가고 있는지를 잊은 것뿐이다. 돌보는 사람이 폭언, 폭행이라 부르는 것은 사실 자신을 억제하는 사람들에 대해 저항하는 방어 행위다. 돌봄을 하는 사람이 치매 노인을 목욕시키기 위해 옷을 벗기려 할 때 치매인은 낯선 사람에 의한 강제성, 신체가 노출되는 수치심을 느낀다. 팔을 휘두르며 자신을 방어하고자 하는 것은 어쩌면 당연한 반응이 아닐까? 말도 안 되는 망상 역시 타인이 부르는 명칭이고 그의 머릿속에서는 그것이 생생한 현실이다.

환자의 취향, 환자의 의견이 먼저

우연히 치매 가족 모임에 참석한 적이 있다. 이들은 처음에는 모두 자신을 괴롭히는 부모님과 시부모님 그리고 치매라는 나쁜 병에 대해 비난했다. "'이리 가자' 하면 저리 가고, '밖에 산책하러 가자' 하면 웅크린 채 반응도 하지 않다가 우리가 일하는 동안 슬그머니 사라지기도 하고…. 말 안 듣는 응석받이나 사춘기 반항아가 된 것 같아요"라며 속상한 마음을 주체하지 못해 눈물을 보이는 사람도 있었다.

몸이 불편한 사람은 자격지심으로 어깃장을 놓거나 돌보는 사람의 수고로움을 무시하게 된다. 이때 치매 가족은 으레 '부모님이 조금 더 협조적이었으면 좋았을 텐데' '그냥 고맙다고 말하면 될 텐데' '원하는 것을 말로 해주면 좋을 텐데' 하고 생각한다. 돌봄받는 사람이 상대방의 노력을 인정하지 않는 데는 몇 가지 이유가 있다.

첫째는 도움을 받는 자신이 싫기 때문이다. 혼자서 할 수 있는 일이 점점 줄어들고 누군가의 도움을 받아야 하는 것이 싫은 것이다. 둘째로 부모 노릇을 더 이상 못 하게 된 데서 오는 상실감이다. 내가 만난 치매 노인들은 요양원에 면회 온 자녀들에게 밥을 차려주지 못하는 것에 섭섭해했다. 돌봄을 받는 부모님이 만약 화를 낸다면 그것은 돌봄을 하는 사람이 아닌 자기 자신에게 화를 내는 것이라 생각해 보자. 도움을 주는 것보다 받는 것이 더 어렵기 마련이다.

치매환자의 감정과 상황에 대해 알게 되면 상대방을 이해할 수 있는 마음의 여유가 생기며 돌봄의 방법이 달라진다. 사람중심케어 교육을 받은 치매 가족들은 "치매환자에게 감정이 있는 줄 몰랐다. 당사자의 마음은 생각해 본 적이 없었다. 내가 괴롭힘을 당하고 있다고 생각했는데, 본인은 더 힘들었을지도 모르겠다"라고 말했다. 이후 치매 가족들의 이야기는 점차 당사자 입장에서 생각하는 내용으로 바뀌었다. 당사자들의 마음을 읽고 감정을 돌봐주면서 "간병이 이전보다 더 편해졌다. 부모님의 표정도 달라졌고 예전에 비해 더 협조해준다"라고 말한다.

상대방의 관점에서 생각하는 것이 사람중심케어의 출발점이다. 상대방의 관점에서 생각할 수 있으려면 그 사람이 무엇을 좋아하고 무엇을 필요로 하는지 등 그 사람에 대해 잘 아는 것이 필요하다. 사람마다 좋아하는 것, 가치 있게 여기는 것이 다 다르기 때문에 사람중심케어는 '사람마다 다른 케어', 즉 개별성 케어를 강조한다. 또 그 사람의 감정을 보살피기 때문에 감정 케어를 중요시한다.

치매를 더 잘 알수록 무엇이 치매 증상을 악화시키는지 깨닫게 된다. 존중과 대화가 오갈수록 치매는 늦게 찾아오고 가족과 더욱 오래 함께할 수 있다.

27

치매가 감정을
없앤다는 오해

흔히 치매에 걸리면 기억과 인지는 사라지고 감정만 남는다고들 한다. 하지만 치매가 중증에 이르게 되면 감정 표현마저 사라지는 모습을 목격할 수 있다. 요양시설을 방문하면 어디를 가도 항상 지나칠 정도로 웃거나 지나칠 정도로 방문객을 환대하는 노인들을 볼 수 있다. 반대로 감정이 사라진 가면 같은 얼굴과 마주치기도 한다. '텅 비어 있는 눈동자'와 '표정이 사라진 얼굴'은 치매가 중증화되면서 나타나는 무정동, 무감각 상태에 해당한다.

한편, 치매인은 타인의 감정을 잘 이해하지 못하는 병증도 지니고 있다. '치매에 걸리면 본인은 천국, 가족은 지옥'이라는 말이 그래서 나왔는지도 모르겠다.

무표정은
무감정이 아니다

치매에 걸리면 상대방의 감정을 눈치채지 못하는 '감정 인식 결함'이 일어난다고 한다. 관련해 외국에서 재미있는 연구를 수행한 바 있다. 일반인을 대상으로 일시적으로 얼굴을 마비시키는 보톡스를 바르게 하고, 그와 대화를 나누는 상대방의 감정을 알아맞히게 했더니 상대방의 감정을 알아차리는 능력이 현저히 떨어지는 것을 알게 됐다.

우리는 보통 얼굴근육의 미세한 떨림과 눈과 입꼬리, 눈빛을 통해 상대방의 감정을 눈치챈다. 그런데 얼굴이 마비된 쪽은 상대방이 아니라 자신인데 왜 상대방의 얼굴 표정을 읽지 못할까? 내 안면 근육을 움직이지 못하는 것이 타인의 감정을 알아차리지 못하는 것과 어떤 연관이 있을까?

여기에는 미러링mirroring이라는 비밀이 숨어 있다. 우리는 커뮤니케이션을 하는 동안 상대방을 미러링한다. 상대방의 표정이 밝으면 내 표정도 미소 짓게 되고, 상대방이 화내고 있으면 나도 모르게 찡그리게 된다. 쉽게 말해 감정이 전염된 것이다. 위 실험에서는 미러링을 하지 못하는 것이 상대방의 감정을 알아채지 못하는 원인임이 밝혀졌다.

미러링은 단순한 흉내 내기가 아니라 이를 통해 상대방의 감정과 연결되는 행위다. 표정은 시시각각 변한다. 미국의 심리학자 폴 애크만Paul Ekman은 눈매와 입매를 통해서 감정을 분류했고, 감정 연구로 유명한 로버트 플리치크Robert Plutchik는 인간의 수많은 감정을 정리해 '감정의 수레바퀴wheel of Emotions'를 만들었다. 플리치크에 따르면 인간에게는 기쁨, 신뢰, 분노, 공포, 슬픔, 역겨움, 놀라움, 기대감 등 여덟 가지 기본 감정과 함께 이에서 분화한 수십 가지 미묘한 감정이 존재한다.

우리의 감정은 이렇게 다양한 데다 시시각각 변하기 때문에 상대방이 흘깃 보여준 찰나의 표정을 가지고 감정을 읽는다는 것은 결코 쉬운 일이 아니다. 대신 그 표정을 흉내 내 그 감정을 내 것으로 가져오고, 이를 통해 감정을 쉽게 판별할 수 있는 것이다. 우리는 감정을 통해 타인과 연결된다. 미러링은 인류가 공존하기 위해 진화를 통해 만들어낸 사회성 유전자라고 할 수 있다.

치매에 걸리면 이런 메커니즘이 작동하기 어려워진다. 특히 운동장애가 주요 증상인 파킨슨병의 경우 얼굴근육 조절의 어려움으로 인해 상대방의 표정을 따라하지 못한다. 이것이 바로 타인의 감정을 읽지 못하는 이유라고 한다.

치매인 사람들이 미러링을 못 하는 것은 뇌의 이상과도 관련된다. 감정과 상관관계가 있는 뇌의 부위는 편도체amygdala와 전두엽피질이다. 편도체는 얼굴을 찡그리거나 활짝 미소 짓는 등 수의voluntary 얼굴 표현에 결정적인 신경 구조와 연결돼 있다. 그래서 편도체에 이상이 있는 인지장애 환자들은 안면 근육 조절에 어려움을 겪는다.

치매인은 질병에 의해 타인의 감정을 인지하고 자신의 감정을 표정으로 드러내지 못할 뿐 감정을 아예 잃어버린 것이 아니다. 다만 감정을 통해 타인과 정서적인 유대를 맺는 일이 어려워진다. 돌보는 사람의 입장에서도 치매환자가 무엇을 느끼는지, 무엇을 싫어하는지를 알 수 없어 상대방이 원하는 돌봄을 하기가 힘들어진다. 감정과 반응이 사라지고 좀비처럼 변해버린 모습을 보면서 돌보는 사람은 그 사람의 사람다움을 간과하게 된다. 그냥 씻기고 입히고 먹여야 하는 사물로 대하고 만다.

요양시설에 입원해 있는 J는 치매 중증이어서 하루 대부분의 시간을 침대에 누워 지냈다. 식사, 목욕, 체위 변경 외에는 요양보호사들이 그녀 곁으로 오는 일이 드물었다. 아무것도 느끼지 못하는 그녀에게 질문하거나 대화하려는 노력을 하는 이는 아무도 없었다. 시간 되면 기계적으로 이불을 걷고 기저귀를 갈아줄 뿐이었다. 하지만 K라는 요양보호사는 달랐다. K는 그녀가 듣지 못하더라도 항상 "지금부터 기저귀를 갈아드릴게요" "혹시 화장실로 가시겠어요? 제가 도와드릴까요?"라고 이야기하면서 J의 반응을 살폈다. 어느 날 손으로 화장실을 가리킨 것을 시작으로 J는 K가 다가오면 미소를 띠기도 하고 물을 달라는 시늉을 하기도 했다. 하루는 J를 휠체어에 태우고 방을 나서는데 그녀가 K에게 "저기, 우리 남편이 저 학교에 다녔어요"라고 말문을 열었다. 창밖의 대학을 가리키는 것이었다.

거의 모든 것이 지워진 그녀의 머릿속에 뚜렷한 생각이 떠오른 것이다. 이렇게 중증 환자의 경우에도 지속적인 커뮤니케이션 노력을 통해 '머리에 불이 들어오는 듯한 현상'이 종종 일어난다.

감정은 사람의 마지막 언어

기억에는 네 가지 종류가 있다. 첫 번째는 언어, 문자 등을 기억하는 의미기억, 두 번째는 사건을 기억하는 에피소드기억, 세 번째는 식사 방법이나 운전법 등을 아는 절차기억, 네 번째는 슬픔이나 분노 등의 감정기억이다. 이 가운데 가장 마지막까지 남는 것은 감정기억이다.

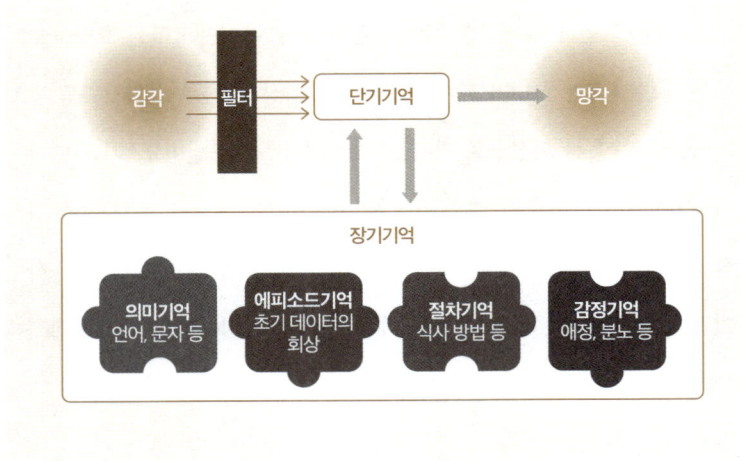

기억의 종류와 망각의 과정

삼위일체 뇌 이론에 따른 뇌 구조와 기능

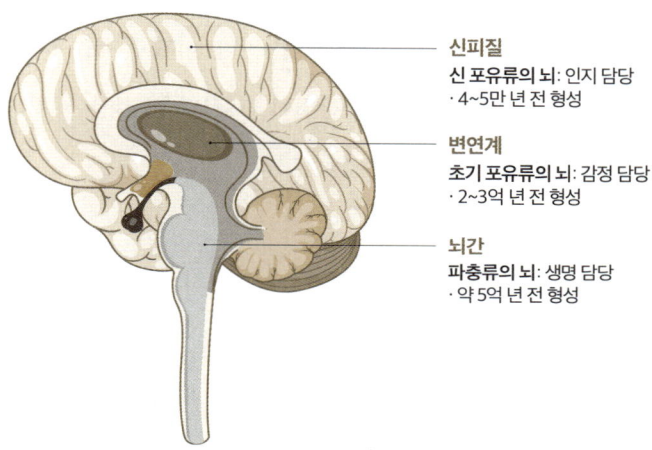

뇌에서 감정을 담당하는 부위는 변연계limbic system다. 인간의 뇌는 진화 과정에서 본능적 행동·생존 본능과 관련되는 뇌간brain stem과 기저핵basal ganglia, 감정·기억·사회적 행동을 담당하는 변연계, 고등 인지기능을 담당하는 대뇌피질로 이뤄졌다고 하며 이를 '삼위일체 뇌 이론'이라고 부른다.

변연계는 복잡한 사회적·정서적 행동이 가능한 초기 포유류의 뇌에서도 발견된다고 해서 '초기 포유류의 뇌'라고도 불린다. 변연계는 뇌의 심층에 위치하기 때문에 그 기억이 오래 보존된다. 그래서 보고 듣고, 기억하고 이치에 맞게 생각하는 인지능력은 사라지지만 슬프고 화나고, 기쁘고 즐거웠던 기억은 더 오래 남는다.

현대 의학에서는 이를 지나치게 단순한 설명이며 감정·기억·인지가 특정 부위로만 국한되지 않는 것으로 본다. 하지만 치매인에게도 감정이 남아 있다는 것을 부정하지는 않는다. 이때 문제는 즐겁고 행복한 감정보다 불안하고 초조한 감정이 더 크다는 점이다. 치매인이 느끼는 감정을 비유하면 이렇지 않을까?

어느 날 눈을 떠보니 어느 낯선 공항에 뚝 떨어져 있었다. 생김새가 다른 이상한 사람들이 나를 둘러싸고 손가락으로 가리키면서 웅성웅성 알아듣지 못할 외국어로 이야기한다. 불안하고 무서워서 빨리 집으로 돌아가고 싶다는 생각밖에 들지 않는다. 어딘가 안전한 곳을 찾아 도망치려는데 갑자기 낯선 사람이 내 팔목을 움켜쥐면서 "도대체, 집으로 간다니 무슨 말이야? 여기가 집이잖아. 제발 이상한 소리 하지 마"라고 소리 지른다. 나는 낯선 이의 손에서 빠져나오기 위해 용을 쓰며 저항을 할 것이다. 소리를 지르고 팔을 깨물지도 모른다. 그러면 그 사람은 더욱더 화를 내며 나를 붙들어 두기 위해 팔과 다리를 억누르려고 할 것이다.

이때까지 우리가 흔히 봐왔던, 치매의 이상행동과 이를 억제하는 과정이다. 치매인은 다양한 이유로 불안과 초조 등 부정적인 감정을 경험한다. 불안하고 초조해서 집으로 가겠다고 하고 지갑이 사라졌다고 호소한다. 주변 사람들은 치매인 내면의 불안을 알지 못한 채 배회, 망상과 폭력적인 모습만을 바라본다.

사례에서처럼 불안해하는 나에게 누군가가 친절하게 웃으며 "걱정 마세요. 제가 집으로 돌아갈 수 있도록 도와드릴 거예요"라고 말해준다면 더 이상의 저항은 없을지도 모른다. 치매인도 여전히 감정을 느낀다는 사실을 기억하자. 이들의 불안한 감정을 잘 위로하고 케어했을 때 치매의 진행 자체가 완만해진다.

행복한 기분은 치매도 멈추게 한다

스트레스 호르몬인 부신피질호르몬을 쥐에게 주사했을 때 기억에 관계되는 해마의 신경세포 돌기가 감소하는 것이 관찰됐다. 스트레스는 기분과 기억력에 영향을 미치는 부위에 염증과 기능장애를 일으킨다. 스트레스로 인해 기분이 나빠질 뿐만 아니라 기억력도 낮아지는 것이다. 뇌졸중, 우울, 치매 등 신경질환을 일으킬 위험도 증가한다.

반대로 행복한 기분은 뇌의 활동성을 높인다. 웃으면 산소가 풍부한 공기를 더 많이 들이마시게 되고 혈액순환 기능이 개선된다. 뇌에 산소가 풍부한 혈류가 더 많이 공급되면 뇌 건강이 개선될 수 있다. 행복한 사람들은 업무 능력이 높다고 한다. 이들은 시간과 일정 관리를 더 잘 하고, 더 빨리 업무를 해치우고, 회의에서나 세일즈에서 다른 사람들을 리드한다. 이 때문에 좋은 회사에서는 직원들의 기분

관리를 위해 심리치료사, 마사지사를 고용하고 근무 중에 요가와 명상의 시간을 제공하는 것이다.

웃음은 우리 뇌를 바꾸는데, 혼자 웃는 것보다 함께 웃는 것이 더 효과적이다. 어떤 연구에서 실험 참여자들에게 코미디영화를 혼자서 또는 친한 친구와 함께 시청하게 한 후 양전자 방출 단층촬영PET 스캔으로 이들의 뇌를 확인했다. 웃고 난 뇌에서는 스트레스 완화제인 오피오이드opioid의 생성이 높아진 것을 확인할 수 있었다. 오피오이드는 천연 진통제다. 그래서인지, 참가자들이 코미디를 본 후 통증 역치가 높아진다는 사실도 발견했다. 더 중요한 발견은 혼자 코미디를 본 사람보다 친구와 함께 시청한 사람에게서 웃음의 효과가 더 크게 나타났다는 것. 기쁨은 나누면 두 배가 된다.

웃음과 즐거움의 효과는 건강한 사람들에게 국한되지 않는다. 치매환자에게도 웃으면 뇌세포가 활성화되고 뇌의 주름이 많아지는 효과를 확인할 수 있다. 치매 케어에서는 환자가 느끼는 불안함이나 초조함를 이해하고 이를 케어해 그가 기분 좋은 상태를 유지하는 것이 바로 질병의 진행을 막는 데 중요하다는 점을 알아두자.

28

감정 케어의
원칙 1

몸과 마음을 편안하게 해줄 것

　2장에서 잠깐 살펴봤듯 치매를 가지고 있어도 그 사람의 자기다움이 마지막까지 유지된다는 점에서 사람중심케어에서는 감정 케어를 매우 중요하게 여긴다. 식사를 하고 용변을 보고, 청결함을 유지하는 등 신체적 돌봄이 잘 이뤄지더라도 내적 불안함과 요동치는 마음을 위로받지 못하면 치매환자의 상태가 점점 더 나빠지기 때문이다. 특히 감정 케어는 킷우드가 제시한 다섯 가지 심리 사회적 욕구, 즉 편안함, 애착, 정체성, 주체성, 포함의 욕구에 주목한다. 다음 도식은 이를 그림으로 나타낸 것이다.

　사람다움을 충족하기 위해 필요한 이 욕구들은 분리돼 있지 않으며, 하나의 욕구가 충족되면 다른 욕구도 어느 정도 충족된다. 그런

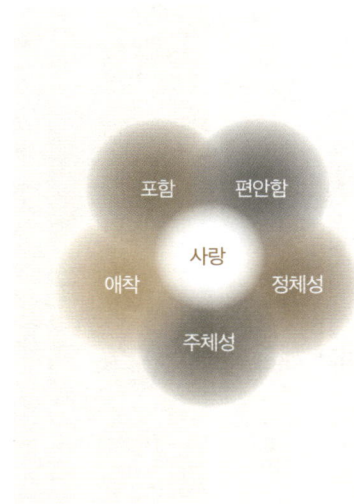

편안함
· 신체적으로나 심리적으로 안정된 상태

애착
· 고립되지 않고 사물, 사람 등 외부환경과 연결돼 있는 상태

정체성
· 과거와 현재가 연속적인 것
· 자신의 가치, 생활 습관, 기호를 유지하는 것

주체성
· 자신의 환경을 스스로 통제·조절할 수 있는 것

포함
· 그룹의 일원으로 느끼는 것
· 서로를 받아들이는 것

면에서 다섯 가지 욕구에 대한 구분은 자의적이며 경계는 불분명하다. 여기서 가장 중요한 것은 다섯 가지 욕구를 통합하는 사랑에 대한 욕구다. 치매환자는 사랑으로 인해 욕구가 충족됐을 때 긴장과 불안에서 벗어나 안전함, 편안함과 자신의 정체성을 느끼게 된다. 따라서 감정 케어는 이 다섯 가지 욕구를 충족시키는 방향으로 이뤄져야 한다.

세계보건기구WHO는 건강을 '신체적으로 질병이 없거나 허약하지 않은 상태뿐 아니라 심리적·정신적·사회적으로 건강한 것'으로 정의했다. 신체적으로 질병이 없는 몸, 즉 종합건강검진 결과지에 '정상'이라고 찍히는 것이 전인적 건강을 의미하는 것은 아니다. 건장한 신체를 가졌어도 사회생활을 할 수 없는 경우가 있는가 하면 장애나 만성질환이 있더라도 웰빙 상태가 될 수 있다.

건강이란 신체적·정신적으로 편안한 상태다. 신체적인 편안함이란 통증이 없는 상태, 쾌적하고 안락한 상태를 말한다. 정신적인 편안함이란 걱정 근심이 없는 상태, 즉 내면의 고요하고 침착함을 말하며 이를 위해 위로가 제공되는 것을 말한다.

돌봄의 첫째 목표는 상대방을 편안하게 해주는 것이다. 그런데 상대방이 현재 편안한 상태인지 불편한 상태인지 어떻게 알 수 있을까? 좋은 돌봄을 하기 위해서는 상대방이 현재 어떤 상태인지를 알아차리는 민감성이 요구된다.

식탁에 앉은 치매 노인이 숟가락으로 계속 식탁을 두드리는 모습을 본 적이 있다. 가족들이 불쾌해하며 제발 멈추라고 호소했지만 노인은 숟가락 난타 공연에 더욱 몰두할 뿐이었다. 자신을 억제하지 못하는 모습에 가족들은 이유 없이 사람들을 불편하게 만든다고 생각했겠지만 이것은 치매 노인이 자신의 불편한 상태를 알리는 행동이었다.

똑같은 말을 계속하거나 이상한 행동을 한다면 우선 신체적으로 상처나 통증이 없는지 살펴봐야 한다. 다음으로는 심리적으로 그를 괴롭히는 것이 주변에 있는 것은 아닌지 둘러봐야 한다. 햇볕이 두 눈을 피곤하게 하는 것은 아닌지, TV 소음으로 인해 혼란스러운 것은 아닌지(치매환자들은 주변의 소음에 민감하다), 사소한 단서가 과거의 불행한 기억을 소환한 것은 아닌지 등을 고려해야 한다. 치매 중상을 습관적인 것, 관심을 끌기 위한 것이라고 치부하며 적극적인 조치를 취하지 않으면 그 이상행동은 더욱 심해질 수밖에 없다.

사랑으로 관찰하기

치매환자의 감정을 알아채는 것은 쉽지 않지만 사랑한다면 쉬워질 수 있다. 사람은 사랑하는 사람에게 주파수가 맞춰져 있어 지금 행복한지 또는 문제가 있는 것은 아닌지 예민하게 느낀다. 굳이 말로 표현하지 않아도 모든 촉수가 상대방에게 열려 있기 때문이다.

커뮤니케이션 이론으로 '메라비언의 법칙Mehrabian communication theory'이라는 것이 있다. 커뮤니케이션을 할 때 언어가 차지하는 정도는 7퍼센트, 목소리 톤이 38퍼센트, 얼굴 표정이 55퍼센트다. 마스크를 쓴 상태에서 우리가 상대방을 쉽게 오해하는 이유다.

따라서 치매 케어에서 제일 먼저 이뤄져야 할 것이 바로 관찰이다. 사람중심케어의 교육 내용에는 치매환자의 모습을 관찰하는 것이 포함돼 있다. 치매인의 표정과 몸짓, 행동을 5분 동안 관찰한 뒤 그 내용을 A부터 Z까지로 분류하고 기분을 10점 척도로 기록하는 것이다. 이런 관찰을 통해 환자가 현재 어떤 상태인지 파악한다.

이유를 모르지만 행복하고 편안해 보이는 표정, 미소를 짓고 있거나 노래를 따라 부르는 등의 행동은 그 사람이 현재 좋은 상태인 것을 보여준다. 주위에 관심을 보이거나 소통을 하려고 한다든지, 혼자 있더라도 나름대로 창조적인 자기표현을 하고 있다든지 남을 도우려는 행동도 좋은 상태well-being에 해당한다.

반면에 무표정하거나 똑같은 행동을 반복하고 옆 사람에게 전혀 관심을 기울이지 않으며 혼자만의 세상에 고립돼 있다면 그것은 나쁜 상태ill-being다. 사람은 24시간 좋은 상태로만 있을 수는 없다. 하지만 하루 대부분의 시간을 나쁜 상태로 지낸다면 이 사람은 지금 편안하지 않다고 할 수 있다.

천천히 말하고 따뜻하게 대하기

편안함을 주기 위해 필요한 두 번째 원칙은 노인에게 이야기할 때 이들의 속도에 맞춰 천천히 이야기하는 것이다. 노인들은 행동이 느리다. 생각도, 말하는 것도 느리다. 반면 건강한 사람들은 빠른 업무 처리에 익숙해져 있다. 빠르다는 것이 능력 있음을 증명하기라도 하는 듯 일이든 말이든 빨리하는 습관이 몸에 배어 있다. 그러다 보니 노인들은 젊은 직원이 하는 이야기를 알아듣지 못하고 소통하기를 포기해 버린다. 그래서 속도 맞추는 것이 굉장히 중요하다.

세 번째 원칙은 따뜻하게 대하는 것이다. 돌봄을 할 때는 최대한 감정을 빼라는 의견도 있다. 상대방과 감정으로 연결될수록 치매인의 행동에 더 큰 상처를 받는다는 이유에서다. 하지만 감정을 빼면 돌봄 하는 사람이 상처를 덜 받을지 몰라도 감정적 보상 역시 기대

할 수 없다.

  감정은 감자 자루처럼 무게를 잴 수 없다. 감정은 많이 쓴다고 닳지 않는다. 부정적인 감정을 긍정적인 감정으로 바꾸는 기술이 요구될 뿐이다. 따뜻함, 친절함, 미소는 상대방에게만 도파민을 일으키는 것이 아니다. 상대방을 기쁘게 하는 사람의 뇌에서도 도파민이 퐁퐁 솟아난다. 만약 치매에 걸린 가족을 돌보고 있다면 그를 편안하게 하는 것이 돌보는 나도 편안해지는 길임을 기억하자. 어쩌면 나에게 찾아올 치매마저 늦출 기분 좋은 감정을 느낄지도 모를 일이다.

29

감정 케어의 원칙 2

성숙한 관계를 맺을 것

킷우드의 다섯 가지 심리 사회적 욕구의 두 번째는 애착이다. 애착은 치매 노인의 불안과 초조 행동을 완화하는 데 필요하다. 애착은 육아 이론에서 주로 등장하는데, 아동이 6세가 되기 전에 주 양육자와 안정적인 애착 관계를 형성해야 성인이 돼서 건강한 인간관계를 형성할 수 있다는 내용이다.

상대방을 신뢰하며 관계를 유지하는 안정적 애착 유형과 달리 양육자가 아동의 정서적 요청에 응답하지 않아 형성되는 회피적 애착 유형과 비일관적인 응답을 보여 불안한 애착 유형도 있다. 부정적인 애착 유형은 그 사람의 인생에 걸쳐 영향을 미친다. 심지어 애착 유형이 결혼과 이혼에도 영향을 준다고 한다.

성숙한 애착을 형성한 성인의 경우 90퍼센트가 결혼하고 그 가운데 21퍼센트가 이혼한다. 반면 회피적 애착을 형성한 사람은 70퍼센트가 결혼하고 이 중 50퍼센트가 이혼한다. 불안한 애착의 경우 이혼율이 더 높다.

전통적 애착 이론에 따르면 애착 유형은 어린 시절 육아 방식에 의해 고정된다고 보지만 최근에는 성장하면서 새로운 환경에 놓이고 전과 다른 관계를 학습하면서 변화할 수 있다고 본다.

유대감 형성하기

애착은 상대방과 연결돼 있는 애정과 유대감을 의미한다. 홀로 고립돼 있지 않고 누군가와 연결돼 있기를 바라는 욕구다. 우리는 아프거나 불안할 때 애착의 대상을 찾는다. 치매인 역시 애착이 필요하다.

사람은 독립성을 추구하지만 사회라는 거미줄이 필요하다. 혼자라면 허공으로 추락할 텐데 옆 사람이 나를 붙들어 주기 때문에 내가 존재한다. 서로를 돌보는 것, 유대감, 연결, 신뢰가 바로 애착에 해당한다. 또 애착은 안정적으로 지속되는 관계도 포함한다. 내가 누군가에게 도움을 청했을 때 그 사람이 도와주리라는 믿음이기도 하다.

애착은 사람에 대한 애착만을 의미하지 않는다. 사물이나 장소가 대상이 될 수 있다. 특정 장소에서 심리적으로 안정감을 얻거나, 시계, 옷, 장신구가 위로를 주기도 한다. 치매 노인이 인형을 안고 손주처럼 달래는 경우가 종종 있다. 인형과 애착 관계를 형성한 것이다. 그런데, 이에 대해 "인형을 보고 아기라니, 정말 치매 맞구나"라고 웃어댄다면 이것은 치매인의 애착 욕구를 거부한다는 점에서 정신적 학대에 해당한다. 그렇다면 어떻게 해야 치매 노인의 애착 욕구를 지켜줄 수 있을까?

가장 먼저 상대방을 있는 그대로 받아들이고 진정으로 대해야 한다. 그 사람이 어떤 사람인지 심판하지 않고, 그와의 관계가 어땠는지를 떠나 현재 모습을 그대로 받아들이는 것이다.

이해하며 승인하기

승인하기 validation 방법은 치매 노인이 과거의 일을 현재로 생각하며 이야기하고 행동하더라도 반박하지 않고 인정해 주는 것이다. 간혹 퇴직한 지 수십 년이 지난 노인이 출근해야 한다며 아침에 서류 가방을 찾아 헤매는 일이 있다. 이럴 때 "이미 퇴직했다. 더 이상 출근할 필요가 없다"라고 부정하거나 반박하지 않고 그의 세계를 인정하는 것이다. 회사에서 하는 일이 무엇인지, 회사에 무엇을 가지고 가야 하는지 질문하면서 주의를 다른 주제로 돌리는 편이 좋다.

한 치매 할머니가 남편이 죽은 지 몇 년이 지났는데도 남편이 다른 여자를 만나 살림을 차렸다며 속상해하는 경우가 있었다. 이때

"치매라는 병이 대단하네. 죽은 사람도 다 살려놓고"라며 혀를 차거나 "할머니, 할아버지는 이미 돌아가셨어요"라고 핀잔을 줄 수도 있다. 하지만 할머니의 터무니 없는 이야기를 통해 '지금 불안하구나, 그래서 익숙한 남편을 찾는 것이구나'라고 생각해 볼 수도 있다. "아유, 할아버지도 할머니 보고 싶을 거에요. 올 수만 있다면 할머니 만나러 왔겠지요" "할아버지 이야기 좀 해주세요. 할아버지 어떤 분이셨어요?"라고 질문한다면 치매 할머니의 불안을 다소 잠재울 수 있을 것이다.

여성 치매환자 중에는 배우자가 바람을 피운다는 질투망상을 하는 경우가 있다. 자기를 돌보러 오는 요양보호사와 눈이 맞았다며 오해하고, 배우자가 혼자 외출하고 오면 여자를 만나고 왔다며 길길이 날뛰며 화를 낸다. 어이없는 모함을 당한 배우자도 함께 화를 내며 곧 세계대전이라도 일어날 분위기가 돼버린다. 이런 사례는 대개 배우자는 건강해서 자유롭게 외출을 할 수 있는 반면 치매인은 건강이 좋지 않아 집안에서 고립된 생활을 하는 경우에 자주 일어난다. 건강 격차에서 질투망상이 오는 것이다.

이런 경우에도 치매인의 애착 욕구에 주목해야 한다. 질투하고 난동을 부리는 것은 '내가 힘드니 도와달라'는 메시지이다. 이럴 때에는 건강한 배우자가 오히려 자신의 약함을 보이는 것이 필요하다. "어깨가 많이 아프니 어깨를 주물러 주면 좋겠다"라며 치매인 배우자에게 기대면 치매인 여성은 배우자와의 신체적·심리적 유대감을 확인하며 안심한다. 승인하기란 이렇게 치매인 사람의 세계, 불안하고 초조한 그 마음을 이해하고 그 세상 안으로 함께 들어가는 것이다.

거짓말하지 않기

가끔 치매환자의 불안을 진정시키기 위해 임시방편으로 거짓말을 하는 경우가 있다. 치매에 걸린 할머니가 세상을 뜬 배우자를 찾으면 "할아버지는 지금 외출 중이세요. 조금 기다리면 돌아오실 거예요"라고 달래는 것이다. 좋은 의도일지라도 거짓말을 하는 것은 상대방에 대한 진정한 태도가 아니다. 거짓말이 오히려 상대방과의 신뢰를 무너뜨려 이후 케어를 하는 데 좋지 않은 결과를 가져오기도 한다.

치매에 걸린 사람이 24시간 치매 증상을 보이는 것은 아니다. 망상을 하는 경우도 있지만 그다음 순간에는 현실을 인식한다. 이때 상대방이 나에게 거짓으로 대했다는 것을 알게 되면 그 사람을 더 이상 신뢰하지 않게 된다. 돌봄 경험자들에 따르면 한 번 신뢰를 잃게 되면 이후에는 돌보는 것이 더 어려워진다고 한다. 애착을 형성하기 위해서는 '그 사람의 모습을 있는 그대로 인정하고' '진정으로 대하며' '그 사람의 세계를 승인하는 태도'가 필요하다.

애착 관계를 망치는 행동

반대로 상대방과 관계를 맺는 것을 거부해 애착을 훼손하는 케어의 사례도 적지 않다. 첫 번째는 '대화 나누지 않기'다. 몇 년 전 요양시설에서 치매 노인과 요양보호사들이 어떤 대화를 나누는지를 살펴본 적이 있다. 아쉽게도 이들은 자신이 돌보는 어르신과 대화를 자주 하지 않았다. 하루 종일 같은 공간에 있어도 "식사 시간이에요. 이제 식사 드리겠어요" 같은 필요한 대화도 하지 않았다.

두 번째는 요양보호사들이 자신이 돌보는 노인에게 매우 차갑게 대하는 것이다. 한번은 몸이 불편해 침대에서 식사하는 노인이 식사를 가져온 요양보호사에게 신세 한탄을 하기 시작했다. "매일 누워서 하는 일도 없이 먹고 자고 먹고 자고…." 요양보호사는 어르신의 넋두리에 "부럽네. 매일 하는 일 없이 먹고 자고 먹고 자고…"라며 냉소적으로 받아쳤다. 애착을 거부하는 전형적인 행동이다.

그 노인에게는 자신을 돌봐주는 요양보호사에게 미안한 마음, 삶의 의미를 잃고 몸뚱이만 살아있는 자신의 상황을 한탄하는 마음이 있었을 것이다. 이때 "먹고 자는 일도 중요한 일이에요. 잘 먹고 잘 주무시는 것만 하셔도 저는 보람을 느껴요"라는 몇 마디만 해줬더라면 얼마나 좋았을까?

애착을 거부하는 세 번째 행동으로 '비난하기'가 있다. 비난은 상대방의 존재를 거부하는 반응이다. 노인이 식사 준비하는 것을 돕는다며 부엌을 어질렀을 때 "엄마, 아침부터 이게 무슨 난리래? 엄마 때문에 일이 더 늘어나잖아" "그것 만지지 말라고 했잖아요. 왜 자꾸 사람을 힘들게 하는 거야?"라는 식으로 비난하는 말은 그 사람의 존재를 부정하는 것이며 그 사람과의 애착을 거부하는 것이다. 그 결과 치매 노인은 더욱 불안해지고 더 심한 치매 증상을 보이며 돌봄은 더욱 힘든 일이 돼버린다.

30

감정 케어의
원칙 3

상대방의 생애사를 이해할 것

《치매와 함께 떠나는 여행》. 치매를 앓는 과정을 글로 써서 세계적인 관심을 모았던 크리스틴 브라이든의 책 제목이다. 치매에 걸려 매일 기억을 잃어가던 그녀가 가장 두려워한 것은 자기 자신에 대한 기억까지 잊어버리는 것이었다. 실제로 치매가 돌아올 수 없는 지점까지 진행되면 자기 나이와 졸업한 학교, 가족이 있는지조차 기억하지 못한다.

자기다움이란 성장과 평생 했던 일, 사랑하는 사람과의 추억, 추구하는 가치로 이뤄지는데 이런 기억들이 사라지면 그 사람은 빈집이 되고 만다. 그래도 다행인 점은 그 사람의 삶이 혼자가 아닌 가족, 친구, 직장 동료 등 많은 사람의 참여로 함께 만들어낸 공동 작품이라는 것이다. 내가 잃어버려도 주변 사람들이 간직하고 지켜줄 수 있다. 감정 케어에서 중요한 세 번째 원칙은 그 사람의 모습, 정체성을 어떻게 지켜주느냐이다.

그 사람의 과거를 그대로 받아들이기

치매인의 정체성 욕구를 충족하기 위해 가장 먼저 해야 일은 당사자에 대해 잘 아는 것이다. 어떤 삶을 살아왔는지, 무엇을 가치 있게 생각했는지 등 그 사람의 과거를 알게 되면 현재 그가 무엇을 원하는지 알 수 있다. 다음은 김숙희 작가의 수필집 《사랑하고 사랑받기》에서 발췌한 내용이다.

"말숙아, 말숙아."
얼마 전에 요양원에 들어온 할머니는 아침에 눈만 뜨면 딸 이름을 소리소리 지르며 찾는다. 함께 살던 딸이 어머니의 치매가 심해지면서 요양원에 모시고 온 것이다. 문제는 딸이 잘 찾아오지 않는다는 것이다. 그러니 할머니는 허구헌 날 딸 이름을 부르며 소리를 질러댄다. 그런데 딸이 가면서 일러준 말이 있다.
"자꾸 저를 찾으시면 딸이 돈 벌러 갔다고 이야기하세요. 돈 많이 벌어서 온다고 하세요."
직원들이 할머니에게 "따님은 돈 벌러 갔어요" 하면 할머니는 섭

섭한 눈치면서도 일단 울음을 거둔다.

할머니에게 삶은 찢어지는 가난이고, 살아남기 위해서는 억척같이 일해서 돈을 벌어야 했다. 돈이란 그녀에게 목숨이고 신앙이다. 할머니는 허리춤에 항상 옷을 둘둘 감고 다닌다. 세탁해서 깔끔하게 개켜놓은 옷가지를 둘둘 말아서 허리춤에 감고 다니는 건 보통이고 밥이나 빵을 보자기에 싸서 허리춤에 감고 다니기도 한다. 식구가 많아 늘 먹을 것에 굶주렸던 어린 시절, 남편을 일찍 잃고 행상으로 생활을 꾸려가야 했던 과거가 이런 행동을 만드는 것이다. 그래서 직원들은 아침이면 할머니가 허리에 찰 짐을 준비해 드리고 할머니에게 종이돈을 드린다.

치매 노인에 대해 많이 알수록 돌보는 것이 쉬워진다. 일반적으로 이해하기 힘든 행동도 그 사람이 살아온 방식과 가치관, 관점에서 생각하면 이해되기 때문이다. 생애사를 이해하는 것은 그 사람과 많은 시간을 함께해 온 가족에게는 쉬운 일일 것 같지만 꼭 그렇지도 않다. 가족들은 당사자를 있는 그대로 수용하기가 쉽지 않기 때문이다. 따라서 치매인의 정체성 욕구를 채워주는 또 다른 방법은 '그대로 받아들이기'라고 할 수 있겠다.

M은 총명하고 야심도 강했지만 집안이 어려워 대학 진학을 포기했다. 당시 아들 선호사상이 강했던 친정어머니는 여자가 배워서 뭐에 쓰겠

냐며 대학 입학금을 내주지 않았지만 한량인 오빠의 노름빚은 갚아줬다. 무능한 아들을 감싸는 어머니에 대한 원망은 어머니가 치매에 걸린 지금도 계속된다.

M에게 지금 필요한 행동은 어머니 역시 여자로서 차별당한 희생자이며 그 당시에는 남녀 차별이 우주의 법칙처럼 여겨졌음을 수용하는 것이다. 상대방을 있는 그대로 인정하는 일은 세상과 나의 평화를 위해 필요한 일이다.

몸의 기억 찾아주기

기억은 단기기억과 장기기억으로 나뉘며, 장기기억은 다시 의미기억, 에피소드기억, 절차기억, 감정기억으로 분류된다. 이 가운데 숟가락질하는 법, 옷 입는 법에 대한 절차기억이 바로 몸의 기억이다. 치매에 걸리면 운전하는 법, 자전거 타는 법, 수영하는 법 등 몸으로 하는 것을 다 잊을 것 같지만 다시 시도하면 몸이 저절로 움직일 정도로 오래 남는다.

중증인 치매 노인들이 뜨개질을 끝까지 할 수 있는 것도 몸의 기억이 아직 남아 있기 때문이다. 몇 년 전 북유럽에서 열린 학술 행사 헬스케어 이노베이션 healthcare innovation 에 참석했다가 부대 행사로 열린 전시장을 둘러볼 기회가 있었다. 이때 인상적인 제품이 있었는데 그것도 절차기억을 활용한 것이었다. 디지털 테이블에 표시된 피아노 건반을 본 중증 치매 노인들이 자연스럽게 건반 위에 손가락을 올려놓았다. 노인들의 손가락이 어린 시절에 익힌 피아노 연주법을 기억해 내고 건반을 터치하자, 테이블에서 아름다운 음악이 흘러나왔다. 어떤 것에도 반응을 보이지 않았던 노인들이 음악 소리에 눈물을 흘리는 모습은 감동적이었다.

몸에 체화된 기억을 자극하는 것이 긍정적인 감정을 불러일으키며 감정에 따라 더 많은 기억이 떠오르는 효과가 있다고 한다. 사람은 정체성을 지켜줬을 때 존재 의미를 회복하고 삶을 보전하며 앞으로 나아가고자 한다. 몸의 기억은 과거와 현재를 연결해 주는 구명 밧줄인 셈이다.

정체성을 부정하는 행동

첫째로 '어린아이 취급하기'를 들 수 있다. 많은 사람이 치매에 걸리면 어린아이로 돌아가는 것이라고 말한다. "아유 잘했어요, 자, 흘리면 안 되지, 입 벌리고 옳지…." 가족도, 요양보호사도, 진료실의 의사도 식사 케어를 할 때 이렇게 말하며 노인을 어린아이 취급할 때가 많다. 하지만 인지가 다섯 살 수준으로 돌아갔다고 해서 노인이 어린아이가 되는 것은 아니다.

기억이 사라졌어도 노인의 내면에는 80년, 90년이라는 세월이 존재한다. 세월은 뇌를 위축시키고 혈류와 시냅스들의 연결을 방해한다. 사칙연산을 하거나 방금 들었던 단어를 기억하는 인지는 저하했을지 모르지만 세월에 의해 새겨진 뇌의 이랑과 주름은 젊은 뇌와 다르다. 나이 든 사람들의 뇌는 그렇게 단순하지가 않다. 이런 일은 치매 검사를 하는 진료실에서 목격될 수 있다.

보통 병원에서의 인지 검사는 연필, 가위, 바나나. 이렇게 세 가지 단어를 불러준 뒤 잠시 후에 그 단어를 기억하는지 물어본다. 또는 100에서부터 7을 차례로 뺀 값을 물어본다. 치매로 인해 단기기억이 사라진 사람들은 이런 질문에 대답하지 못한다. 하지만 이런 질문이 모욕적이라고 느낄 수는 있다. 사람중심케어에 대해 공감하며 이를 실천하기 위해 노력하는 의사와 함께 겪은 일화가 있다.

그는 치매를 걱정하는 환자에게 임상치매평가 clinical dementia rating, CDR 등 치매 검사를 하기 전에 "이것은 그냥 병원에서 늘 하는 것이니, 그냥 생각나는 대로 얘기해 주세요. 생각나지 않더라도 괜찮아요"라고 안심을 시켜줬다. "아무래도 기억이 나빠졌나 봐"라고 말하며 어색하게 웃는 환자에게 다른 질문을 던져본다.

"요즘 TV에서 무엇을 보세요?"

"주로 뉴스를 보지 그런데. 그 정치가… 이름은 기억나지 않지만… 뇌물을 받았다니. 참 실망이야. 좋은 사람처럼 보였는데…"

질문한 의사도, 바라보는 나도 놀랐다.

물론 치매를 진단하는 표준화된 도구는 필요하다. 하지만 치매진단 도구인 간이정신상태검사mini-mental state examination, MMSE, 몬트리올 인지기능검사montreal cognitive assessment, MOKA의 점수만을 가지고 그 사람이 가지고 있는 다른 능력까지 몽땅 부인하는 것은 잘못된 태도다. 최근에는 진료실에서도 표준검사 외에 일상생활의 다양한 측면을 질문해 종합적인 판단을 하고자 한다.

한 시설을 방문했을 때의 일이다. 요양보호사가 턱받이를 두른 노인에게 밥을 떠먹여 주고 있었다. 시간에 쫓긴 요양보호사는 노인이 제대로 삼키기도 전에 숟가락을 들이밀었다. 그래서인지 식사 도중에 노인이 입을 꾹 다물어 버렸다. 요양보호사는 영문을 모른 채 "엄마, 왜 그래? 밥 먹어야지, '아' 해봐"라며 나름 최선을 다했다.

치매 노인의 정체성을 지키는 돌봄은 그 사람을 존경하는 것에서 비롯한다. 상대의 경험과 연륜을 높이 여기며 그에 맞게 대해야 한다. 노년기는 상실의 시기이기도 하다. 가까운 친구와 배우자가 떠나고 그리고 과거 가능했던 많은 일이 점차 어려워지고 기억마저 사라지기 시작한다. 그런데 이때 주변 사람들이 어린아이 취급까지 한다면 이는 더 큰 상처를 주는 일이다. 특히 혼자서 화장실을 못 갈 때 기저귀를 착용하자고 하면 수치심을 넘어 대성통곡을 한다. 스스로 용변을 못 보니 인간으로서 끝이라고 생각하는 것이다.

노인들에게는 '내가 왜 이렇게 됐나? 내가 자식들에게 짐이 되고 요양원 신세까지 지게 된 것인가?'라는 깊은 좌절이 있다. 독립적이었던 사람일수록, 자부심이 강한 삶을 살았던 사람일수록 좌절이 심하다. 부모님의 상실감을 이해하고 본인이 도움이 필요하다는 사실을 받아들일 때까지 인내심을 가지고 기다리는 것이 필요하다.

정체성을 지켜주지 못하는 두 번째 나쁜 방법은 바로 '치매 꼬리표 붙이기'다. 요양시설 견학을 가면 꼭 맞닥뜨리는 장면이 있다. 견학을 온 손님들을 안내하던 직원은 배회하는 어르신에게 "저분은 치매예요. 저렇게 배회를 해요"라고 설명한다. 그런데 이 말로 그 사람은 '치매'라는 질병 자체가 돼버린다. 파킨슨병을 갖고 있는 사람이 심하게 손을 떠는 것을 보고 '전동 마사지기'라고 부르거나 기저귀를 자주 갈아드려야 하는 어르신에게 '똥개'라고 별명을 붙이는 일도 있었다. 도둑 망상이나 욕을 하는 등 이상행동을 보이면 "그분이 찾아오셨나 봐"라고 속닥거린다. 치매라는 명칭 대신 '그분'이라는 은유를 사용하는 것 역시 치매를 비하하는 방식이다.

치매에만 주목하지 않고 그 사람 자체를 바라보는 방식은 많다. 치매 노인을 "저희 어머니는 산책을 좋아하시는데 가끔 길을 잃어요"라고 소개할 수도 있고, "저희 아버지는 노래를 정말 잘해요. 특히 옛날 기억이 나시면 오래된 노래도 가사 하나 안 틀리고 부르신답니다."라고 말할 수 있다. 치매 행동에 대해 설명해야 하는 경우라면, "저녁이 되면 가끔 망상 증상이 나타나요" "식사하신 것을 자꾸 까먹어요"라고 있는 그대로 설명하면 된다.

31

감정 케어의
원칙 4

하고 싶어 하는 일을 도울 것

    사람중심케어에서 강조하는 네 번째 심리 사회적 욕구는 주체성이다. 킷우드는 주체성에 대해 '오큐페이션occupation'이라는 단어를 사용했는데, 이는 신체적·정신적 발달 문제를 치유하기 위한 재활 치료 방법인 작업치료occupational therapy에서의 occupation과 같은 의미다. '작업'이라는 것은 살아있는 존재가 삶의 과정에 참여하는 것을 뜻한다. 주체성이란 자발적으로 의미 있는 활동에 참여하는 것, 이를 통해 내 주변을 변화시키는 것을 의미한다.

    하지만 치매로 진단받은 사람들은 일상적 활동에서 배제되며 주체성을 거부당한다. 요리를 하고 가사를 하는 것이 위험하거나 오히려 성가시다는 이유로 활동이 제한된다. 이성적으로 생각하고 판단하는 능력이 저하됐다는 이유로 자신과 관련된 결정에서 무시당한다. 일을 효과적으로 처리하기 위해서 또는 환자들을 보호한다는 명목으로 이들의 주체성은 박탈당한다. 문제는 이러한 배제의 결과로 치매인들이 점점 더 무능한 상태가 된다는 점이다.

스스로 하도록 기다려 주기

자녀들이 치매가 있거나 몸이 불편한 부모님과 부딪히는 문제 중 하나가 '부모님이 자꾸 사고를 친다'라는 것이다. "우리 아버지는 80대인데 아직도 운전을 하십니다. 제발 운전대를 놓으라고 해도 소용없어요. 그저께도 접촉 사고를 내서 제가 그 수리비를 내야 했다고요" "무릎이 아프다고 호소를 하시면서 매일 밭에 나가 일을 합니다. 일하지 말고 집에 계시라고 잔소리를 해도 소용이 없어요." 비슷한 사례는 많다. 내 친구의 경우도 그랬다.

그녀의 친정엄마는 바지런하고 손재주가 많은 살림꾼이었다. 뜨개질, 꽃꽂이는 말할 것도 없고 집 안에 굴러다니는 폐품도 어머니의 손으로 자르고 붙이고 하면 멋진 소품으로 변신했다. 치매에 걸린 뒤에는 어머니의 행동이 불안하게 여겨졌다. 괜히 가위질하다 다치기라도 할까 봐, 주방에서 일하다가 불이라도 낼까 봐 불안해 아무것도 못 하게 했다. 마지막 효도를 위해 최고로 좋은 요양병원 1인실로 모셨다. 간병인이 손발이 되어 움직이니 어머니는 편히 쉬시기만 하면 될 것 같았다. 그런데 어느 날 면회를 갔다가, 침대에 누운 어머니의 모습을 보고 그녀는 눈물을 쏟았다. 과일을 담아온 비닐봉지가 우연히 손에 닿았던지 그 비닐봉지를 사부작사부작 접어서 나비를 만들어 놓은 것이었다. 기억도 사라지고 말도 잃었지만 그녀의 몸은 여전히 생동하고 있었던 것이다. 아무것도 안 하는 것이 어머니에게 좋으리라 생각하고 시체처럼 누워 있어야 하는 병원으로 모셨던 것이 너무 잘못한 일이라며 그녀는 내내 후회했다.

모든 사람이 주체성을 인식하고 살아가는 것은 아니지만, 살아있는 존재는 끊임없이 움직이기 마련이다. 부단히 움직이며 주위 환경에 영향을 미치려는 것이 바로 살아있음의 증거다.

주체성을 지지하는 방법은 무엇일까? 첫 번째는 바로 '할 수 있는 일을 스스로 하도록 기다려 주는 것'이다. 어떤 일이 가능하고 어떤 일에 도움이 필요한지를 잘 파악해서 꼭 도움이 필요한 부분에 나서도록 한다. 치매 노인의 상태는 매일, 하루에도 여러 번 바뀐다. 아침에는 할 수 있었는데 저녁에는 못 하는 경우가 많다. 기분, 몸의 상태, 날씨, 돌봄하는 사람의 표정과 말투에 따라서 달라진다. 이런 변화를 잘 포착해 필요한 돌봄을 제공하도록 한다.

자립 행동을 하도록 안경이나 보청기를 착용하는 것을 돕거나 스스로 할 수 있도록 힌트를 주거나 생활환경을 바꾸는 일도 필요하다. 목욕을 예로 들면, 달력에 목욕 날짜를 적고 치매환자가 기억하도록 한다. 건강한 사람들도 목욕을 하려면 미리 계획하고 마음의 준비를 하는데, 시간 감각이 없는 치매인에게 미리 알려주지 않고 목욕실로 데려가면 거부하는 게 당연할지 모른다. 치매환자가 목욕을 거부한다면 달력을 보여주면서 "오늘은 금요일이고, 금요일에는 샤워한다고 적혀 있어요. 지난주에도 금요일에 목욕했어요. 자, 함께 목욕 준비를 해요"라고 설명하면 협조를 얻기 쉬워질 것이다.

시간을 두고 존중하기

주체성에 대한 이해가 없다면 치매인은 살아있는 인간이 아니라 나무토막과 같은 존재로 여겨진다. 요양시설에 어머니를 입원시킨 딸이 들려준 이야기다. 같은 방을 쓰는 다른 노인들은 치매가 심해서 의사 표현을 못 하지만 그녀의 어머니는 인지가 분명해서 딸이 면회를 갈 때마다 시설에서의 일을 들려준다고 한다.

어느 날 낮잠을 자는데 갑자기 남성 두 명이 어머니를 번쩍 들어 올려 이송 베드에 실었다. 목욕 시간이 됐으니 목욕실로 가자고 알려주지도 않은 채 자고 있는 사람을 짐짝 옮기듯이 다뤘다. 같은 방의 다른 노인들이 중증 치매라 이런 일이 자연스럽게 이뤄진 모양이었다. 혼란스러워진 그녀는 나에게 "이건 문제 아닌가요?"로 거꾸로 물어봤다.

인간에 대한 예의조차 없는 행위가 매번 이뤄지다 보면 나중에는 무엇이 잘못됐는지 판단하기 어려워진다. 놀라운 점은 이 시설은 의사가 여러 명 상주하는 데다 1등급을 받은 시설이었다는 점이다. 물론 모든 시설이 그렇다는 이야기는 아니다.

혼자서 식사하려다가 밥그릇을 쏟고 가사를 돕는다며 집 안을 더 어지르더라도 환자의 주체성을 손상하지 않는 반응이 필요하다. "저를 도와주시려고 그랬군요. 고마워요. 수고하셨으니까 잠깐 저기 가서 저와 차 한잔할까요?"라고 말하며 여유를 갖고 대하면서 환자가 할 수 있는 소일거리를 제공하는 것도 주체성을 지켜주는 방법이다.

부모님이 요양원에 들어가는 것을 거부하는 난처한 경우에도 주체성을 생각해 볼 필요가 있다. 가족 돌봄에는 한계가 있다. 누구나 집에서 마지막 시간을 보내고 싶어 하지만 24시간 돌봄과 의료적 처치가 필요한 순간이 오면 병원이나 시설로 옮기는 용기도 필요하다. 중증 상태라면 전문적인 돌봄이 당사자에게도 편안하기 때문이다.

혼자서 오래 돌봄을 하면서 지친 상태라면 시설 입소를 결단 내릴 필요가 있다. 하지만 부모님이 이를 극구 거부하는 경우가 많다. '자식이 나를 버린다' 또는 '죽으러 들어가는 것'이라는 생각도 있지만 시설에 들어가면 집에서의 생활이 이어지지 않으리라는 두려움이 크기 때문이다. 따라서 주체성을 이해하고 이에 근거해서 행동한다면 부모님을 시설로 모시는 과정도 크게 달라질 것이다. 자녀들이 시설을 조사해서 선택하고 부모님에게 통보하는 식이 아니라 시설 입소를 스스로 결정할 수 있도록 시간을 두고 조절해야 한다.

먼저 시설에 대한 이야기를 조심스럽게 꺼낸다. 부모님이 거부한다면 한발 물러서서 기다린 다음 적절한 때에 다시 이야기를 꺼내는 편이 좋다. 이를테면 '요즘 시설도 많이 변화하고 있다. 시설에서도 집에서 지내는 것 같은 생활을 할 수 있다고 한다'라고 설명하고 함께 시설을 찾아보거나 견학하면서 시설에 대한 인식이 바뀌도록 도와야 한다. 선택지를 여러 개 마련해서 어떤 시설에 들어가고 싶은지 묻고 스스로 결정하도록 돕는 것이 중요하다.

치매와 당뇨병을 앓고 있는 A가 살고 있는 집은 100년이 된 고옥이라 언제 쓰러져도 이상하지 않을 정도로 낡았다. 주변 사람들이 모두 시설로 옮길 것을 권유하지만 '이 집에서 죽겠다'라는 그녀의 의지가 너무 강했다. 20대 초에 시집와서 60년 가까이 살아온 이 집 구석구석에 그녀의 숨결이 스며들어 있었기 때문이다.

딸은 궁리 끝에 A를 위한 메모리북을 함께 만들기로 했다. 집 안의 물건들을 사진으로 찍고 어머니의 기억을 글로 정리했다. A는 버리지 않은 남편의 옛날 양복을 글로 옮기면서 남편과의 추억을 기억해 냈고, 장식장 안에 들어 있던 오래된 기념품을 보면서 단풍 여행 갔던 추억을 이야기했다. 책이 완성되자 그녀가 집에 가진 애착도 정리가 됐는지 A는 마지막 순간은 여러 사람과 함께 맞이하고 싶다며 시설로 옮기는 것에 동의했다.

주체성은 일방적이지 않다. 나의 행복을 위해서 타인의 권리를 침해하지 않는 것이 정당하게 주체성을 발휘하는 방식이다. 치매에 걸렸더라도 자녀의 행복을 외면하지 않을 것이기에, 위와 같은 경우라면 차근차근 설명하고 이해를 구하는 것이 필요하다.

올바르게 커뮤니케이션하기

상대방을 존중하고 나 자신도 지키려면 소통을 잘해야 한다. 소통은 바로 신뢰를 쌓는 일이며 오해와 갈등을 줄이는 길이다.

10년째 친정어머니와 생활하고 있는 장녀 T는 본인 역시 도움이 필요한 상황이다. 지난해 퇴직한 이후로 경제적으로 위축됐고 건강도 불안한 상황이다. 동생들과 상의해 어머니를 요양시설로 모시고자 하지만 어머니는 자신을 버리는 것이라며 울고불고 난리를 피운다. 남들처럼 '잠깐 바람이나 쐬러 가자'며 요양시설로 모시고 가서 줄행랑치는 방법도 생각 안 한 것이 아니다. 대신 그녀는 주위의 도움을 받기로 했다. 먼저 T가 다니는 병원 의사에게 어머니를 모시고 갔다. 의사는 'T가 허리 협착 수술이 필요하고 수술이 끝난 뒤에도 상당한 기간의 재활이 필요하다'라는 점을 설명했다. 멀리 사는 여동생들도 찾아와 언니에게 이제는 휴식이 필요하다고 설득했다. 어머니는 T가 수술받고 건강을 회복하는 동안이라는 단서를 달고 요양시설로 옮기는 것에 동의했다.

영국 베드포드셔대학의 탁민영 교수는 노인이 스스로 요양원 입소를 결정할 때 스트레스를 덜 느끼며 결과적으로 잘 적응할 수 있다고 설명했다. 그녀는 영국의 너싱홈에서 생활하는 노인들을 대상으로 심층 인터뷰를 실시해 너싱홈 입소에 대한 반응 유형을 네 가지로 분류했다. 스스로 요양시설에 대한 정보를 모으고, 언제 어떤 시설에 들어갈지 계획하는 적극적인 계획자형 active planners, 갈 곳이 없어 요양시설을 일종의 피난처로 생각하는 쉼터추구형 shelter seekers, 어쩔 수 없는 상황에 순응해 요양시설에 들어가는 순응주의형 conformists, 마지막 순간까지 마음의 준비가 되지 않은 미결정 the unsettled 유형이다.

인터뷰 결과 적극적인 계획자는 입소 후 만족도가 높았고, 쉼터추구형 역시 나름대로 적응을 했다. 반면 순응주의형과 미결정유형은 시설에서의 생활을 만족스럽게 느끼지 못했다. 이 연구에서의 노인들은 자의든 타의든 요양시설에 입소하는 것을 스스로 선택한 것이라고 생각했다. 선택권을 적극적으로 행사하거나 주체성을 발휘해 사는 사람들은 삶의 만족도가 더 높을 수밖에 없다.

치매에 걸렸어도 여전히 손에 익은 일을 한 사람들이 초기 치매의 증상을 최대한 오래 유지할 수 있다. 치매 진단을 받는다고 인생이 끝나지는 않는다. 부모님의 인생도, 내 인생도 그렇다. 일상생활이 가능할 정도의 인지 능력을 꾸준히 갖춘다면 치매에 걸린 부모님도, 돌봐야 하는 가족도 일상을 유지할 수 있다.

32

감정 케어의 원칙 5

함께할 것

　사람중심케어에서 강조하는 마지막 심리 사회적 욕구가 바로 포함이다. 돌봄을 하는 동안에는 요양시설 입소뿐만 아니라 요양보호사를 정하고, 복지 용구를 이용하는 등 다양한 결정이 이뤄진다. 이런 결정은 대부분 가족이나 서비스 제공자들에 의해 이뤄진다.

　병원에서 진료를 받는 과정도 마찬가지다. 의사들은 빠른 커뮤니케이션을 위해 가족을 상대로 묻고 설명한다. 이를테면 치매환자가 옆에 있어도 "입원은 언제부터 가능할까요?" "수술 동의서에 서명해 주시겠어요?" 같은 말은 가족에게만 건넨다. 정작 당사자는 한쪽에 앉아 있으면서도 자신이 빠진 대화가 오가는 걸 지켜볼 뿐이다. 이 순간 환자는 치료의 주체가 아니라 객체가 되기 쉽다.

마음의 장벽 없애기

사람중심케어에서는 돌봄과 치료에서 함께 결정하는 것을 중요하게 여긴다. 포함 욕구를 이해하고 실천하기 위해서는 가장 먼저 내 마음속의 장벽을 걷어내는 것이 필요하다. 치매를 가진 사람에 대해 갖는 마음의 장벽은 장애, 소수자에 대해 갖는 차별 의식과 크게 다르지 않다. 치매에 대해 갖는 마음의 장벽으로 먼저 '인지 저하가 있으니 대신 해줘야 한다'라는 생각을 꼽을 수 있다.

치매인 사람을 혼자 내버려두면 위험하다는 생각, 모든 것을 대신 해줘야 한다는 사고는 억압적 돌봄을 낳는다. 그러한 돌봄은 그 사람이 갖고 있는 잠재 역량을 무시해, 스스로 할 수 있는 일들을 뺏음으로써 결과적으로 현재의 상태보다 더 나쁘게 만든다.

함께 즐기기

치매 가족은 돌봄에 지쳐버린 나머지 이 사람이 오래 우리 곁에 있어주기를 바라는 마음을 잃어버린다. 이렇게 되면, 돌봄에는 의무만 남게 된다. 돌봄을 행복한 경험으로 만들기 위해서는 함께 있음을 인식하고 그 시간을 즐기는 것이 필요하다. 예를 들어, 식사 시간은 가족이 즐길 수 있는 기회다. "오늘 가지나물이 참 맛있네요" "요새 시장에 찰진 옥수수가 나왔어요." 이런 대화를 나눈다면 식욕이 절로 생길 것이다.

아울러 함께 이야기하는 것도 치매인의 감정을 케어하는 좋은 방법이다. 이야기를 하려면 숨을 얕고 길게 쉬어야 하기 때문에 자율신경이 자연히 정돈된다. 치매인이 불안하고 초조한 상태라면 그런 기분이 얼마나 오래됐는지, 왜 그런 기분이 들었는지를 물어보고 이야기를 유도함으로써 진정 효과를 얻을 수 있다.

치매가 있는 부모님은 하루에 수십 통의 전화를 걸어 직장에서 일하는 자녀들을 불편하게 한다. 이때는 "지금 바빠요. 제가 전화 드릴게요"라고 말해도 소용없다. "지금 어디에 있어요? 뭐가 보여요? 춥지 않아요?" 등의 질문을 던지는 편이 좋다. 충분히 이야기할 수 있게 되면 마음이 진정돼 더 이상 전화를 걸지 않을 것이다.

부모님이 수시로 전화한다면 몸을 움직이게 하는 것도 효과적이다. 머리에서 가장 멀리 있는 다리를 움직이는 것은 머리를 쉬게 하는 방법이다. "지금 냉장고에 뭐가 있는지 말해줄래요? 냉장고까지 가서 문을 열고 안에 있는 것을 하나하나 알려주세요. 필요한 것이 있으면 이따 장을 봐드릴게요"라고 말해보자. 산책을 나갈 수 있다면 눈에 보이는 경치를 이야기해 달라고 해도 좋다. 경치를 보고 이야기하는 동안 불안한 마음이 진정되며 차츰 차분해진다. 짧은 순간이나마 함께 즐기며 웃는 것은 내가 상대방에게 줄 수 있는 최고의 선물이다.

몸의 온기 전하기

상대방의 포함 욕구를 충족하는 세 번째 방법은 손을 잡거나 등을 부드럽게 어루만지는 기분 좋은 스킨십이다. 치매 노인들은 늘 배가 고프다고 말하는데 이러한 허기짐의 배경에 외로움, 불안, 초조가 있는 것은 아닐까? 그리고 사람과 사람 간의 따뜻한 스킨십이 고픈 것은 아닐까? 코로나19가 맹위를 떨칠 즈음에 '터치 헝거touch hunger'라는 용어가 등장했다. 악수, 포옹, 볼 키스 등 스킨십이 생활 속에 자연스럽게 녹아 있는 서구권에서는 접촉이 금지된 코로나19 기간 동안 수많은 사람이 불안과 초조 등 정신적 문제를 경험했다고 한다.

우리가 스킨십이 발달한 문화는 아니지만, 그래도 몸의 온기가 전하는 위로와 안심이 얼마나 큰지를 모르는 사람은 없을 것이다. 스킨십은 친밀하거나 사랑하는 사람 사이에서만 효과가 있는 것이 아니다. 미용실에서 머리를 깎을 때 편안하고 기분이 좋아지는 것을 느끼며 회의를 시작하기 전 협상 상대방과 악수를 하는 것만으로도 협상이 더 잘 풀린다고 한다. 반대로 독방에 갇혀있는 죄수들이 다른 사람들과 함께 지내는 죄수들에 비해 훨씬 더 심각한 정신적 문제를 보인다는 연구들은 우리에게 체온의 힘을 알려준다. 스킨십이 부족할 때 우리는 더 쉽게 우울해지며 면역력이 떨어지고 몸 안에 염증이 만들어지고 불안과 초조가 극대화된다.

스킨십의 효과는 과학적으로도 충분히 입증됐다. 기분 좋은 스킨십을 할 때 우리 몸에서는 사랑의 호르몬으로 불리는 옥시토신이 배출된다. 옥시토신은 산모가 태아를 출산하거나 수유할 때 주로 배출되는 호르몬으로 사회적 소통, 짝짓기, 모성애 등 다양한 행동에 영향을 미친다. 옥시토신은 진통 효과와 면역력을 증가시키는 효과도 있다고 한다.

스킨십 결핍이 가장 심각한 사람들이 바로 노인이다. 독거노인에게 사람은 사치품이다. 사회 활동이 줄어드는 만큼 따뜻한 눈빛과 손길, 친밀함도 드물어진다. 가족과 함께 생활하는 노인들도 마찬가지여서 신체적 접촉이 최소한으로 이뤄진다.

부모님의 손톱을 깎아드리고, 발을 씻겨드리고, 등을 밀어드리고, 어깨를 주물러 드리는 등의 일상적인 스킨십만으로도 좋은 효과를 얻을 수 있다. 치매인 부모님의 행동을 이해하지 못하고 또 어떻게 대화를 해야 할지도 모른다면 먼저 손을 잡고 등을 어루만져 보도록 하자.

33

그중 제일은 사랑이라

앞서 다룬 욕구들을 이해하고 돌봄을 실천한다면 치매 노인과 함께하는 일이 조금 수월해질 것이다. 물론 중증 치매인을 돌본 사람들은 '현실은 그렇지 않아'라고 생각할 수도 있다. '사람다움'이란 그저 관념일 뿐이라고 생각할 수도 있다.

오래전에 치매인 시어머니를 돌본 며느리의 이야기를 들은 적이 있다.

"아이가 세 명 있어요. 아이들이 어릴 때 시어머니가 치매에 걸려서 저희와 함께 생활하게 됐습니다. 아이들이 아플 때면 병원 응급실에서 몇 시간씩 있다가 집으로 돌아오곤 했는데 어느 날 현관문을 여는 순간 참을 수 없는 냄새가 코를 마비시켰습니다. 화장실이 어머니의 '똥 벽화'로 엉망이 돼 있었어요. 남편에게 전화를 걸어 말은 못 하고 엉엉 울었습니다. 남편은 어머니가 돌아가신 줄 알고 집으로 달려왔습니다. 저는 넋을 잃고 방바닥에 앉아 있고 돌아가신 줄 알았던 어머니가 벌거벗은 채 엉거주춤 서 있더랍니다. 어머니도 밉고, 남편도 밉고, 화가 치밀었지만 지쳐서 욕도 눈물도 더 이상 나오지 않더군요. 이것이 제 첫 번째 똥 경험이었습니다."

당시에는 장기요양보험제도라는 것도 없었고 지금처럼 요양원이 많지 않던 시절이라 이 며느리는 치매인 시어머니를 계속 돌볼 수밖에 없었다. 하다 보니 시어머니에게 연민도 생기고, 책임감도 생겼다 한다.

"어머니가 기저귀를 차기 시작했어요. 치매 초기에는 그래도 정신이 맑을 때가 많으니 '기저귀 차요' 하면 얼마나 자존심 상하시겠어요. 그래서 지어낸 말이 '속옷 입어요'였습니다. 내가 없으면 내가 사랑하지 않으면 아무도 돌봐줄 사람이 없는 정말 불쌍한 '늙은 아이'죠. 전 어머니를 사랑하기로 했습니다. 의무가 아닌 사랑으로! 먼 훗날 천당에 가면 제일 먼저 보고 싶은 분이 저희 어머니예요. 제가 가장 많은 사랑을 쏟아부었거든요. 사랑 없는 의무는 정말 힘들어요."

킷우드는 다섯 가지 심리 사회적 욕구, 즉 편안함, 애착, 정체성, 주체성, 포함을 통합하는 핵심적 욕구가 바로 사랑이라고 설명한다. 사람은 누구나 사랑을 필요로 한다. 힘들 때일수록 사랑이 더 고프다. 치매인이 가장 미울 때, 그 순간이 바로 사랑이 가장 필요한 때라고 한다. 사랑은 치매에 걸린 당사자만 구원하는 것이 아니다. 돌봄에 지친 가족이나 종사자들에게도 '사랑'은 치료제가 된다. 사랑에는 사람을 살리는 힘이 있다.

박 할머니는 늘 화난 얼굴이다. 작은 일에도 트집을 잡아 버럭버럭하기 때문에 예사랑요양원의 기피 인물이다. 허리가 아픈 것도, 밤에 잠을 제대로 못 잔 것도 모두 요양원 탓이다. 직원들도, 같은 방을 쓰는 룸메이트들도 모두 할머니만 보면 슬슬 피해버린다. 식사 시간이 되면 직원들은 초긴장한다. 할머니의 미간에 난 세로 주름은 더욱 깊어지고 트집 잡을 궁리만 하는 것 같다. 깨작깨작 한 술 뜨더니 숟가락이 부서져라 밥상에 내려놓는다. 밥이 너무 질다며 식사를 거부한다. 새로 밥을 해드리면 이번에는 밥이 너무 되다고 화를 낸다. 하루도 조용히 넘어가는 날이 없다.

원장은 할머니의 아들에게 면담을 요청했다. 할머니가 아들에게만 봄눈 녹듯이 다정해지기 때문이다. 아들은 집안 이야기를 털어놨다. 1년 전에 돌아가신 아버지는 평생을 책만 읽던 대학교수였고 할머니는 엄하고 법도만 따지는 분이었다. 열여덟 살에 시집온 어머니는 평생 차가운

남편과 엄격한 시어머니에 짓눌려 살았다고 한다. 유일하게 마음을 여는 이가 아들인데 아들마저 바빠서 어머니의 사랑에 보답하지 못했다는 내용이었다.

아들은 어머니의 성격을 못 견뎌 하는 아내 때문에 어머니를 요양원에 모셨으니 어머니의 상실감이 극에 달했을 것이라는 말도 덧붙였다. 까탈스럽고 이기적이며 사람들을 불편하게 하는 박 할머니는 가족의 외면과 무관심에 받은 상처를 감추기 위해 정나미 떨어지게 하는 행동과 말들을 했던 것이다.

"할머니, 오늘은 어떠세요. 할머니 사랑해요." 원장은 박 할머니에게 다정한 말과 행동을 건네기 시작했다. 꼬옥 손을 잡아주면서 불편한 점은 없는지 물어보기도 했다. 처음에는 표독스럽게 눈을 흘기며 대꾸도 하지 않던 할머니도 한 달이 지나고 두 달이 지나니 비로소 원장의 눈을 마주 본다. "왜 나를 사랑한다고 해? 나 싫어하잖아?" 원장은 할머니 손을 붙잡고 말한다. "아드님이 부탁했어요. 자기 대신 어머니를 사랑해 달라고요."

이후 할머니의 얼음장 같던 원망이 녹으면서 요양원에서 가장 사랑스러운 할머니로 바뀌었다고 한다.

치매에 걸려도 행복하게 함께할 수 있는 힘

치매 케어뿐만 아니라 노인 돌봄을 하는 모든 사람은 사랑을 품어야 한다. 독일의 철학자 마르틴 부버 Martin Buber 는 관계를 다룬 철학서 《나와 너》에서 관계에는 두 가지 종류가 있다고 설명한다.

그는 "'나-너(I-You)' 관계는 개인 간에 이뤄지는 깊이 있는 교감과 상호작용을 의미하며 이 관계에서는 상대방을 도구나 수단으로 보지 않고, 독립적이고 고유한 존재로 받아들인다"라고 했다. 또한 "이러한 관계는 상호 간의 진정한 만남과 교류가 일어나는 순간에 존재한다"라고 적었다. 부버는 이런 관계를 통해 인간이 신과 만날 수 있다고 봤으며 인간 존재의 진정한 의미와 목적을 드러내는 경험으로 설명했다.

반면 '나-그것(I-It)' 관계는 사물이나 다른 사람을 대상화해 도구적·기능적으로 대하는 관계를 의미한다. 이 관계에서는 상대방을 하나의 사물로 간주하며, 개인의 고유성이나 가치를 인식하지 않고 자신의 목적을 달성하기 위한 수단으로만 바라본다. 이는 우리가 일상에서 더 흔하게 경험하는 관계 유형이다.

편의점에 들어가면 종업원은 누가 들어오는지 쳐다보지 않는다. 손님이 물건을 골라 판매대 위에 올려놔도 눈을 마주치지 않는다. 바코드를 스캔해 값을 확인하면 카드기를 손으로 가리킬 뿐이다. 편의점에서 종업원과 손님은 기능적인 관계를 유지할 뿐이다.

부버는 이 두 관계 유형을 통해 인간이 세계를 어떻게 경험하고 타인과 어떻게 상호작용 하는지에 대한 근본적인 통찰을 제공한다. 부버는 사랑을 토대로 한 '나-너' 관계를 인간 존재의 궁극적인 목표로 봤으며 이를 통해 세상과의 관계가 전적으로 변화할 수 있다고 믿었다.

사람은 혼자서 존재하지 못한다. 박경리 작가도 "생명들은 어쨌거나 서로 나누며 소통하게 돼 있다. 그렇게 아니하는 존재는 길가에 굴러가는 한낱 돌멩이와 다를 바 없다"라고 하지 않았나. 사람중심의 돌봄은 신체적 수발이 전부가 아니며, 그 사람의 존재를 보살피는 것이다. 사랑이 없다면 돌봄도 가능하지 않다.

또한 사랑은 상호적이다. 앞서 강조했던 것처럼 치매환자는 자신을 돌보는 사람과의 관계에서 거울을 비추듯이 상대방을 흉내 내고 반영한다. 치매인은 돌보는 사람의 기분이 좋을 때는 좋은 기분으로, 기분이 나쁠 때는 나쁜 식으로 미러링한다. 만약 치매인이 혼란스러운 상태라면 이는 돌보는 사람의 피로와 절망감을 미러링한 것인지 모른다. 그렇기에 돌봄하는 사람은 지나치게 피곤해지지 않도록, 절망에 이르지 않도록 휴식과 편안함을 취하는 것이 치매인을 위해서도 필요하다.

사랑은 상호관계를 이룬다. 돌보는 사람의 사랑은 반드시 상대방의 마음에 닿게 마련이다. 사랑을 통해 증상이 나빠지는 것을 최대한 늦출 수 있다면 가족 역시 돌봄의 수고로움과 마음의 짐을 덜 수 있을 것이다. 치매는 누구에게나 찾아올 수 있다. 나이 들어 치매에 걸릴지 모르는 우리도, 언젠가 치매의 긴 여정을 함께 걸어가야 하는 가족들도 이 사실을 잊지 말았으면 좋겠다.

5장

누구나
걱정 없이
늙을 수 있어야 한다

치매와
함께 사는 법

국내 치매환자가 100만 명을 넘어서면서 치매를 가진 사람이 내가 되고, 내 가족이 되고, 이웃이 되고, 직장 동료일 수도 있는 상황이 됐다. 치매 인구가 점점 늘어나는 가운데 이들을 보호와 관리의 대상으로 삼아, 집 밖으로 나오지 못하게 하는 것은 옳지 않다. 이제 치매인을 평범하고 일상적인 이웃으로 받아들여야 할 때다. 하지만 치매에 대한 부정적인 생각이 큰 장벽이 되고 있다.

 초고령사회에서 우리는 치매에 대한 부정적인 인식을 바꿔야 하며 함께 살아가기 위해 그들이 처한 환경적·심리적 상황을 이해할 필요가 있다. 치매인을 위한다며 많은 자원을 쏟고 있지만 정작 이들이 배제된 채 정책이 만들어지고 서비스가 제공된다. 여기서는 치매환자도 사회의 일원으로서 공생할 수 있는 방법과 이를 위해 나, 이웃, 지역과 시민단체, 국가가 해야 할 일을 살펴보자.

34

치매에 걸리면
숨어야 한다는 편견

    치매에 걸린 사람은 가족에게 짐이며 이웃에게 민폐라는 인식이 뿌리 깊다. 길거리에서 배회하거나 실수라도 하면 큰일이기 때문에 가족들은 그가 집 밖으로 나가지 못하도록 한다.

  치매에 걸린다는 것은 전염병에 걸린 것이 아니다. 다소 이상하게 행동하거나 때로는 주변에 불편을 끼칠 수도 있다. 하지만 이는 나이든 인구가 증가함에 따라 받아들여야 할 자연스러운 변화다. 치매에 대한 이해가 있다면 이에 대한 관용을 베푸는 것이 어렵지 않다. 구성원의 고유한 특성과 방식을 인정하고 장애가 있더라도 그 사람의 삶이 지속될 수 있도록 허용하는 자세가 필요하다.

  치매안심센터에서 일하는 K는 치매 당사자들과 자주 만나지만 한 번도 당사자들에게 "치매에 걸리니까 기분이 어때요?"라고 물어본 적이 없다고 한다. 왠지 그 사람에게 실례가 될 것 같기 때문이다. 그 나름의 배려지만 사실은, '치매라는 경험은 드러내 놓고 말할 수 없는 것'이라는 생각이 있기 때문은 아닐까?

치매를 삶의 한 과정으로 받아들이자고 하지만 여전히, 많은 사람은 치매에 대해 높은 장벽을 쌓아둔다. 치매에 걸렸다고 당당하게 말하지 못한다. 치매라는 질병은 에이즈, 정신질환 등과 함께 숨어야 하는 질병이 돼버린 것이다. 주변 사람들 역시 치매인 사람들과 거리를 두게 되는데 이것이 반드시 악의에 의한 것은 아니다. 치매 가족 모임에 참석한 A는 파킨슨병으로 치매를 앓던 아버지를 돌보며 비슷한 처지인 이들을 만나면서 큰 힘을 얻었다고 했다.

A는 아버지가 돌아가신 뒤에도 모임에 나와 치매 가족의 어려움을 들어주고 봉사하며 함께 힐링하는 시간을 가졌다. 하지만 언제부터인가 그의 모습이 보이지 않아 A와 가까웠던 간사가 어렵사리 연락을 취했다. 놀랍게도 A는 자신이 최근 초로기 치매로 진단을 받았다고 전했다. 치매에 걸렸을 때 혼자 있지 말고 사람들과의 모임에 참석하라며 치매 환자와 가족을 독려했지만 막상 치매 진단을 받고 나니, 더 이상 사람들 앞에 나서기가 힘들다고 했다. "치매에 걸려도 노력하면 일상생활을 계속할 수 있다고 이야기해 왔지만 제가 당사자가 되니, 실패자, 낙오자가 된 기분이에요. 다른 사람들이 나를 보는 시선이 부담스럽습니다."

치매에 걸리면 자기 자신이 감옥이 돼버린다. 사회의 낙인이 두려워 집 안으로 숨어버린다고 해서 치매가 없어지는 것은 아니다. 어떠한 문제든지 감추면 감출수록 더 곪는다. 치매 역시 집 안에 가둬두면 본인도 가족도 힘들어진다. 치매에 대한 낙인이 심할수록, 치매인 사람이 집 안으로 숨을수록 치매의 실제 모습은 감춰지고 '두렵고 힘든 질병'의 이미지만 강해질 뿐이다.

올바른 이해와 포용이 필요한 때

우리가 치매에 대해 아는 정보는 대체로 치매를 질병, 무능, 퇴행과 동일시하는 생물의학적 관점에서 비롯한다. 그런데 치매인 사람들도 여전히 많은 역량을 가지고 있으며 삶의 의미를 품고 사회 속에서 살아가기를 원한다는 사실은 잘 알려지지 않고 있다.

우리나라의 치매 관련 법은 2013년에 제정된 〈치매관리법〉이다. 안타깝게도 치매인을 사회의 일원으로 바라보며 함께 살아가는 방법에 대한 생각보다는 치매를 관리해야 할 대상으로만 보는 시선이 느껴지는 명칭이다. 그런데 우리나라보다 한참 늦은 2023년에 제정된 일본의 치매 관련 법안의 이름은 〈공생사회의 실현을 위한 인지증 기본법(인지증기본법)〉이다. 만들어지기까지 오랜 시간이 걸리기는 했지만 치매에 대한 낙인을 없애고 생활의 지원을 강조했다는 점에서 국민의 환영을 받았다고 한다. 치매인을 사회에서 돌보고 관리해야 할 대상으로 여기는 이전의 입장에서 함께 살아가는 사회의 구성원으로 받아들여야 한다는 관점을 분명히 드러냈다.

〈인지증기본법〉의 첫 번째 핵심은 인지증 예방을 강조하며 이를 국민의 책무로 든다는 것이다. 치매 예방과 극복을 국가의 책임으로 삼는 이전의 인식을 엎고 개인의 책임임을 강조하면서, 치매를 의료의 전문 영역에서 일상의 영역으로 가져왔다. 여기서 주목할 대목은 '예방'이라는 용어가 치매에 걸리지 않는 것만을 뜻하지 않는다는 점이다. 치매에 걸린 뒤에도 더 나빠지지 않도록 하는 예방의 의미를 포함한다.

법률에서 두 번째 핵심은 치매를 가진 사람을 사회의 일원으로 '포용'한다는 점이다. 우리나라보다 일찍 고령화가 진행된 일본에는 당연히 치매 인구가 많은데, 2025년 기준 700만 명으로 집계됐다. 이런 일본에도 인지증에 대한 사회적 낙인이 있다. 〈인지증기본법〉에서는 이러한 편견이나 낙인을 없애는 것을 강조한다. 인지증을 부정하거나 부끄럽게 생각하는 사회적 낙인을 지우고, 사회 속에서 인지증 사람을 포함해 '모두가 각각의 인격과 개성을 존중하고 서로 지지하면서 살아가는 사회(공생사회)를 지향한다'라는 선언을 명백히 한다. 이를 위해 국민 전체가 "인지증에 대해 올바른 지식과 이해를 갖는 것이 필요하다"라고 명기했다.

〈인지증기본법〉의 세 번째 핵심은 '인지증을 가진 본인과 가족이 정책 결정의 장에 참여하는 것'을 지지한다는 것이다. 정확히는 "인지증 사람이 일상생활 또는 사회생활을 영위하는 데 장벽이 되는 것을 제거한다"라고 명시하는데, 여기서 '무엇이 장벽인가'는 당사자에게 물어보지 않으면 안 된다는 의미다. 그동안 치매에 대한 논의와 정책 결정에서 배제돼 왔던 당사자들이 이 논의에 포함돼야 함은, 늦었지만 환영할 만한 인식 전환이다.

일본에서는 당사자주의와 사람중심주의가 반영된 〈인지증기본법〉 제정 이후로 치매가 점점 익숙한 존재가 돼가고 있다고 한다. 우리나라 역시 치매에 대한 인식을 바꾸고 늙고 병들어도 누구나 밖에 나갈 수 있는 환경을 만들어야 한다. 그렇다면 치매인에 대한 인식을 바꾸기 위해 우리는 어떤 일을 할 수 있을까?

35

치매를 부르는 외로움
비극을 막는 관심

전 세계 치매환자의 숫자는 5,500만 명이 넘는다고 한다. 이 숫자는 2050년에는 1억 7,000만 명으로 증가할 것이라고 한다. 치매의 가장 큰 위험 요인이 나이이기 때문에 치매환자는 아무래도 초고령사회에서 많을 수밖에 없다. 치매 인구의 증가는 향후 다른 어느 나라보다, 미국의 골칫거리가 될 것이 분명하다. 미국은 현재 약물중독, 빈곤, 비만, 패스트푸드와 영양불균형, 인종 갈등 등 스트레스에 시달리고 있다. 이런 요인이 모두 치매에 부정적인 영향을 미친다.

미국 역시 고령화가 진행되고 있지만 이민자의 유입으로 유럽의 고령 국가에 비하면 고령화율이 그리 높은 편은 아니다. 그래도 65

세 이상 인구의 10.9퍼센트, 아홉 명 가운데 한 명이 치매환자라고 한다.

찾아보니 미국 내에서 치매 유병률이 가장 높은 주는 미시시피였다. 고령화율이 가장 높은 플로리다주(실버타운이 많은 지역)가 아니고 왜 미시시피주일까? 몇 가지 지표를 찾아보니, 그 이유를 알 수 있었다. 미시시피는 흑인의 비율이 가장 높고 빈곤율이 가장 높은 주였다. 치매 발병에는 생물학적 요인과 함께 사회환경적 요인이 작용한다는 것을 알 수 있다.

고독이 술과 담배보다 나쁜 이유

'로제토 효과 roseto effect'는 지역사회가 개인의 건강에 미치는 영향을 설명하는 용어다. 1960년대 미국 펜실베이니아주의 작은 마을 로제토에서 시작된 역학 연구는 사회적 유대와 공동체가 개인의 건강, 특히 심장질환 예방에 긍정적인 영향을 미친다는 결과를 발표했다.

로제토 마을은 19세기 말 이탈리아 이민자들이 집단 이주해 형성한 공동체였다. 1950년대 마을 의사들이 '로제토 사람들은 고지방 식단, 흡연, 음주, 육체노동 등 건강에 안 좋은 건 다 하는데 이상하게 심장병이 거의 없다'라는 사실을 보고했고, 1961년에 스튜어트 울프 Stewart Wolf 박사가 본격적인 역학조사를 시작했다. 식습관, 유전,

의료 접근 등 기존의 설명으로는 납득하기 힘든 이 집단 건강은 강한 공동체, 이웃 간의 활발한 상호작용, 가족 중심의 생활, 정서적 연대, 협력 등이 원인이라는 사실이 밝혀졌다.

비슷한 맥락에서 친구가 몇 명인지에 따라서도 행복도가 달라진다고 한다. 캐나다에서 이뤄진 연구에 따르면 친구 수가 많을수록 주관적 웰빙이 높아지는 경향이 보고됐는데, 친구 수가 두 배가 되면 소득이 50퍼센트 증가한 것과 유사한 정도의 웰빙 효과가 있었다고 한다. 1.6킬로 이내에 사는 친구가 행복한 경우, 약 25퍼센트 확률로 자신도 행복해진다는 연구 결과도 있다. 친구와의 관계에서 느끼는 행복감은 건강에도 영향을 미친다. 건강을 측정하는 지표로 혈압, 심박, 혈당, 콜레스테롤 수치가 주로 사용되지만 이런 수치가 전부는 아니다. 흡연, 심각한 음주, 운동 부족, 비만보다도 친구가 없는 것(연결이 없는 것)이 더 나쁘다.

사람들은 연결돼 있을 때 더 건강하고 살아갈 힘을 얻는다. 친구, 이웃과 지역사회의 역할은 치매 노인에게도 마찬가지다. 더 빨리 치매 검사를 받을 수 있고 약물 관리가 잘된다. 관계의 힘은 치매 발병률을 낮출 뿐만 아니라 치매를 가진 상태에서도 자립 생활을 유지할 수 있는 기반이 된다.

스웨덴은 세계에서 가장 훌륭한 복지국가 중의 하나다. 스웨덴의 노인들은 행복한 노후를 보낼 것 같지만 그렇지도 않아 과거에는 노인 자살률 1위를 기록하기도 했었다. 복지와는 상관없이 겨울이 길고 영토가 넓어, 이웃을 만날 기회가 적은 환경이 노인자살률에 영향을 미치는 것으로 보고되고 있다.

일조량의 부족, 혼자 살면서 경험하는 외로움, 가까운 친지의 부재 등은 자살뿐만 아니라 치매에도 나쁜 영향을 미친다. 비교적 도시화가 이뤄진 남쪽에 비해 동토가 펼쳐진 북쪽 지역에서 치매 발병률이 더 높다. 북쪽 지역에서도 가까운 친지가 없거나 해외에서 이주해 온 사람들의 치매 발병 정도가 더 높은 것으로 나타났다.

흥미로운 점은 90세 이상 노인 가운데 혼자 사는 경우, 오히려 치매 발병률이 낮은 것으로 보고됐다. 이는 치매에 걸리지 않아서가 아니라 치매 진단을 받을 기회조차 없기 때문이었다. 스스로 이상을 깨닫고 진단을 받고자 해도 병원까지 가는 것도 어렵다. 인구밀도가 낮은 스웨덴 북쪽 지역에서는 의료시설이 충분하지 않아, 전문의로부터 진단을 받는 것도 어려운 형편이라고 한다.

치매에 걸렸어도 가까운 사람이 없거나 의사가 부족한 지역에서는 치매를 제대로 진단받지 못하게 된다. 일명 '섀도 환자 shadow patients'가 증가하는 것은 일본에서도 비슷하다. 일본에서는 2025년 기준 치매환자의 숫자가 700만 명이라고 하는데 이는 병원에서 치매 진단을 받아 공식적으로 집계된 숫자다.

문제는 제대로 진단받지 못한 환자의 숫자도 상당하다는 점이다. 지역에서 약간 행동이 이상한 사람들을 보면 '아마 치매 아닐까?'라고 추측해 볼 정도라고 한다. 혼자이기 때문에 제대로 된 진단도, 치료나 도움을 받지 못한 채 삶의 가장자리로 내몰리고 있다. 반면, 지역 내에서의 지지망이 튼튼한 경우 치매 발병률도 낮으며 치매에 걸리더라도 자립 생활을 유지하는 비율이 훨씬 높다고 한다.

스웨덴의 스톡홀름에 살고 있는 1,200여 명의 독거노인을 대상으로 이들의 사회적 관계망과 치매 발병과의 상관관계를 3년간 추적 관찰한 연구에 따르면 대상자에게 사회적 지지 네트워크가 있을 때 치매 발병이 유의미하게 낮은 것을 발견했다. 외출하고, 사람들과 이야기를 나누며 함께 웃는 평범한 일들이 스트레스를 낮추고 다양한 자극을 제공해 주기 때문이었다.

누구나 홀로 늙을 수 있는 지금

반면 커뮤니티가 약하거나 존재하지 않을 때 사람들은 치매를 더욱 두려워하는 모습을 보인다. 내가 도움이 필요할 때 나를 도와줄 수 있는 사람이 없다면, 나를 책임질 수 있는 사람이 나뿐이라면, 치매에 걸리는 것이 더욱 두려울 수밖에 없을 것이다. 무연사회, 각자도생 사회는 그래서 위험하다.

흔히들 외로움은 개인의 문제라고 생각하지만 수많은 사람이 외로움을 앓고 있다는 점에서 사회적 질병으로 인식돼야 한다. 사회적 질병으로서의 외로움은 '무의식적이며 비자발적으로 일어나는 사회적 관계의 단절에 따른 고통의 경험'으로 정의된다. 세계에서 가장 먼저

'외로움 장관minister for loneliness'을 임명한 영국에서는 외로움을 '사람들과 만나지만 각자가 원하는 정도의 충분한 양질의 관계가 이뤄지지 않는 데서 오는 주관적이고 반갑지 않은 감정'으로 소개한다.

지난해 남편이 세상을 떠난 뒤 강 여사는 하루하루가 무의미하다. 함께 장보고 식사하고 산책하며 평온한 일상을 보냈는데, 공기처럼 존재하던 사람이 떠나고 나니 모든 일상이 낯설어졌다. 남편 장례식 이후 한동안은 자녀들이 매일 전화를 걸고 신경을 써줬지만 자기 사는 것이 바쁜지라 전화는 점점 뜸해지더니 나중에는 전화를 걸어도, '회의 중, 다시 전화드릴게요'라는 문자가 끝이었다. 그동안 왕래가 없었던 친지나 친구들에게 갑자기 연락하는 것도 멋쩍다. 점차 식사를 차리는 것도 귀찮아서 미숫가루 탄 물로 끼니를 때우고, 밤이면 외로워서 막걸리 한 사발을 들이키기도 한다. TV를 하루 종일 틀어두지만 화면에서 흘러나오는 이미지와 소리는 그녀의 뇌세포에 어떤 자극도 되지 못했다.
오랜만에 집을 찾은 딸은 깜짝 놀라고 만다. "너희 아버지, 바람났나 부다. 집에를 안 온다"라며 걱정하는 어머니의 모습에 서둘러 병원으로 모셨지만 이미 늦어버린 것이다.

노인인구와 1인 가구가 늘어나면서 독거노인 문제도 심각해지고 있다. 현대사회의 우리에게는 가족을 대신할 수 있는 지원군이 필요해졌다. 이 역할을 할 수 있는 존재가 바로 이웃이다. 특히 퇴직한 뒤

사회적 연결망이 사라진 노인들에게 이웃이 가장 중요한 사람들이고 지역사회가 제2, 제3의 삶을 살아가는 무대가 된다. 노인이 아니더라도, 지금 건강하더라도 서로 돌보는 사회는 필요하다. 1인 가구가 늘어나면서 누구나 외로움을 느끼며 쉽게 고립되는 상황이다. 가족이 아니더라도 서로 도움을 주고받으며 나와 무관한 사람의 안녕에도 관심을 가지도록 하자.

36

치매 노인을 지키는
어쩌다 한 번의 친절

지역에서 생활하는 치매 노인이 주변에 민폐를 끼쳐 이웃 간 갈등이 일어나는 경우가 종종 있다.

A는 주말마다 어머니의 이웃집으로부터 호출을 받는다. 치매인 어머니가 쓰레기를 바로 옆집에 투척하고 따지러 가면 그런 일 없다며 잡아뗀다는 것이다. 치매라고 사정을 말해도 "치매라면 요양원으로 모셔야지"라며 자녀의 방임을 매섭게 탓한다.

치매인 사람이 옆집에 산다면 혹시 실수로 불을 내지는 않을지, 연고가 없는 노인이라면 혹시 고독사하지 않을지 노심초사하는 것이 우리의 일반적인 모습이다.

우리나라보다 일찍 초고령사회에 진입한 일본은 노인 문제에 있어서도 다양한 선례를 보여주고 있다. 그 가운데 하나가 고독사. 1년에 고독사하는 사람이 3만 명을 넘는 가운데 독거노인이 집을 빌리는 것이 매우 어려워지고 있다.

일본임대주택관리협회JPMA의 조사에 따르면 집주인의 약 60퍼센트가 고령자 입주를 거부한다. 임대료를 제때 지불하지 못할까 봐, 고성이나 배회 등으로 이웃에 민폐를 끼칠까 봐 꺼려한다. 게다가 고독사라도 하게 되면, 뒤처리도 힘들고 이후 빈집을 세놓기도 어려워진다는 것이다. 이 때문에 집주인들은 독거노인에게 집을 빌려줄 때 별도의 보험 가입을 요구하는데 이마저도 쉽지 않다고 한다. 일본의 60대는 젊은 사람들에 비해 임대료 채무보증 회사의 심사에서 탈락하기도 쉽다. 그러니 치매인 독거노인들은 더욱 갈 곳이 없다.

독거 치매 노인이 이웃이 되는 일이 생겼을 때, 우리는 어떤 이웃이 돼줄 수 있을까? 평소 친분이 없는 이웃이 한밤중에 도움을 바라며 문을 두드릴 때, 나는 기꺼이 문을 열어줄 수 있을까? 괜히 남의 일에 휘말려 봉변이나 당하지 않을까 싶어 문을 열지 못하는 것은 아닐까? 반대로 내가 도움이 필요해서 이웃집 문을 두드렸을 때 아무도 문을 열어주지 않는다면 어떨까?

'세 닢 주고 집을 사고 천 냥 주고 이웃을 산다'라는 속담이 있다. 사회적 자본 논의에 큰 영향을 끼친 미국의 정치학자 로버트 퍼트넘

Robert Putnam에 따르면 신뢰, 규범, 네트워크 같은 사회적 자본은 사람들의 협동을 가능하게 하며 사회의 효율성을 높일 수 있다고 한다. 내 이웃이 나와 같이 무해하며 평범한 사람이리라는 믿음(신뢰), 층간소음을 내지 않는 등 공동생활에 필요한 에티켓을 지키는 행동(규범) 그리고 아파트 엘리베이터에서 우연히 만나면 인사말이라도 나누는 개방성(네트워크)이 좋은 커뮤니티를 만들 수 있다는 것이다.

앞의 상황에서 대문을 닫으면 우리는 행복해질까? 민폐 이웃을 멀리하면 삶이 안전해질까? 당장의 안전을 위해서 고립과 무관심을 선택한다면 내 노후에 치매에 걸리는 것이 더 위험해질 것이다. 그러니 치매 노인이 쓰레기를 함부로 버릴 때 '치매라서 구제 불능'이라고 고개를 젓기보다 친절한 얼굴로 "여기가 아니라 저기가 쓰레기 버리는 곳이에요. 저기에 둬야 해요"라고 말하거나 쓰레기 버리는 것이 힘든지, 도움이 필요한지 물어보면 어떨까?

나의 작은 수고로 그 사람이 하루라도 더 오래 자신의 집에서 생활할 수 있다면 좋지 않겠는가? 치매에 걸리더라도 나다운 삶을 누리는 것은 모든 사람의 바람이다. 이를 위해서는 치매에 걸려서도, 자신의 삶을 누릴 수 있도록 지지하는 환경이 중요하다.

서로의 가족이 돼줘야 하는 우리

지역에서 생활하는 치매환자가 증가하면 배회, 실종, 교통사고 등이 따라서 증가하게 된다. 치매 노인들은 시간 및 장소의 혼란과 방향감각 상실로 인해 길을 자주 잃게 되며 이로 인한 실종, 사망 사고가 끊이지 않는다. 실제 2023년에 접수된 우리나라 치매환자 실종신고는 2023년 1만 4,677건으로, 2019년에 비해 21퍼센트나 증가했다고 한다.

치매환자는 실종 신고 후 발견될 때까지 평균 11.8시간이 소요된다고 한다. 치매 노인 실종 사건이 발생하면 도심권에서는 시민들에게 실종자의 특징과 인적 사항을 문자로 발송해 제보를 받아 비교적 잘 발견되는 편이다. 하지만 인구가 적은 농어촌 지역에서는 목격자가 적어 실종이 사망사고로 이어지는 경우가 적지 않다.

치매 노인을 찾아 헤매는 가족의 안타까움에 더해, 치매 노인으로 인해 교통사고가 일어나거나, 타인에게 피해가 가는 2차 사고가 생기는 경우 배상책임 때문에 유족들은 슬퍼할 겨를도 없다고 한다. 현재 우리나라에서는 GPS 위치추적기, 명찰 달기 등 다양한 방안이 논의되고 있다. 이런 방법들이 효과가 있으려면 이웃의 관심이 따라줘야 한다. 일본에서는 이웃의 힘을 빌려 실종 치매 노인을 찾는 모의훈련이 실시되고 있다.

큐슈 오무타시는 일본에서 가장 먼저 실종 치매 노인 찾기 모의훈련이 시작된 곳이다. 아직도 치매의 날인 9월 21일이면 이 행사를 이어간다. '흰 셔츠와 감색 바지를 입고 모자를 쓴 키 180센티가량의 할아버지' '안절부절못하는 모습이 특징'이라는 정보가 앱을 통해 참여자들에게 발송된다. 문자를 받은 사람들은 지나가는 행인을 유심히 살펴보고 도움이 필요한 사람이 있으면 다가가서 말을 건다.

오무타시의 모의훈련은 시민이 중심이 된다. 실종자를 찾는 책임이 가족이나 경찰에게만 있지 않고 지역사회 전체의 일이라는 생각에서 시작된 이 모의훈련은 전국으로 퍼져 지금은 대부분의 지자체가 비슷한 모의훈련을 실시하고 있다.

우리나라에서도 비슷하게 실종자 정보가 시민들에게 전달되고 경찰과 지자체를 중심으로 모의훈련이 이뤄지지만 효과가 다르다. 신발을 짝짝이로 신고, 어색하게 겹쳐 입은 옷의 등에는 커다란 종이에 '치매환자 신고를 안내하는 전화번호'가 대문짝만하게 달려 있다. 알기 쉽다는 효과는 있지만 치매에 대한 편견을 강화하고 만다.

이때까지 치매 노인의 보호는 가족의 몫이었다. 하지만 가족이 있더라도 멀리 살거나 직장생활 등으로 인해 충분히 보살핌받지 못하는 일이 늘어나고 있다. 가족이 없는 치매 노인을 보호하는 일은 누구의 역할일까? 장기요양보험제도와 저소득층을 위한 정부의 복지정책만으로는 눈길이 닿지 않는 사각지대가 넘쳐난다. 30~40대의 초로기 치매환자가 늘어나고 있는 점, 우울증 등 정신적 문제를 겪는 사람이 늘어나는 것을 생각한다면, 우리 역시 언젠가는 돌봄을 받는 당사자가 될 수 있음을 기억하도록 하자.

37

치매를 느리게 만드는 노동할 기회

도움만 받는 사람은 없다. 관계란 수평적이고 대등할 때 오래 간다. 그렇지 못할 때 호구라느니 빨대라느니 하며 관계가 변질되는 것이다. 나이 든 노인도 사회로부터 받기만 하는 존재가 아니다. 주변 사람들과 소중한 무언가를 나누며 함께 존재한다. 치매인 역시 마찬가지다.

자원봉사를 하려면 외출을 하고, 자기 몸을 사용하고, 사람들을 만나야 한다. 이로써 사회에 속해 있다는 소속감, 누군가에게 도움이 됐다는 효능감이 얻어진다. 자원봉사는 작업을 위해 기억을 저장하고 활용하는 능력을 높이며 인지 저하를 예방하는 효과가 있음이 보고되고 있다. 그런데 이때 '봉사를 하려면 먼저 건강해야 하지 않나?'라는 의문이 든다. 아픈 사람이 남을 돕겠다고 나섰다가 오히려 문제만 일으킬 것 같다. 건강한 사람이 유익한 활동을 통해 더 건강해지는 것이라면, 자원봉사는 건강한 사람의 전유물이 아닐까?

미국의 사회학자인 벤 케일Ben Kail과 돈 카Don Carr는 미국 전역에서 실시된 '건강과 은퇴 연구'의 1998~2014년 데이터를 분석해 이에 대한 질문에 답했다. 건강과 인지 수준을 통제한 상태에서 자원봉사를 통해 인지가 개선되는 효과는 5~29퍼센트였다. 연구자들은 자원봉사라는 생활 방식은 장애가 있거나 알츠하이머병 등 인지 저하가 있는 경우에도 여전히 유효하며, 이런 인지 저하를 막아주는 데 매우 중요한 처방이 될 수 있다고 강조했다.

일본의 경우 치매환자가 스스로 일할 수 있는 공간을 제공해 인지 기능이 더 나빠지지 않도록 돕는다. 내가 방문한 교토부 우지시의 '쿠리쿠마 데이케어서비스'는 지자체의 보조로 운영되는 곳이었다. 들어서자마자 "여기 치매 노인들을 위한 장소 맞아요?"라고 묻고 싶을 정도로 노인들이 생기 있게 움직이고 있었다.

앞치마를 입은 할머니는 달걀 지단을 부치고 그 옆의 할머니는 젓가락을 물고 양파를 썰고 있었다. 함께 공원으로 산보을 가기 위해 도시락을 준비하는 것이다. 또 마당에서는 할아버지가 톱으로 나무를 자르는 것을 직원에게 시범 보이고 있었다. 이곳의 이념은 '누구라도' '소중한 것을' '세대를 넘어' '이어가는 것'이다. 치매인들도 남아있는 몸의 기억으로 많은 일을 할 수 있다는 것을 보여주고 있었다.

일본 큐슈 오무타시의 선라이즈데이케어 센터 이용자들은 수요일이면 각자 수건과 물통을 준비해 온다. 세차장으로 아르바이트를 나가기 때문이다. 일부는 빌딩 청소를 하러 나가기도 한다. 처음에는 직원이 함께 가서 반복해서 설명해야 했고 실수도 많았지만 점차 익숙해지면서 직원의 도움 없이도 일을 해낸다. 센터 직원은 "치매라도 학습할 수 있다"라고 말한다. 여름에는 땀을 많이 흘리기 때문에 일하러 가는 날이면 잊지 않고 물통과 수건을 가져온다고 한다. 이들의 활동은 일손이 부족한 시골에서는 무더위에 단비처럼 요긴하다.

모든 사람은 자신만의 빛을 가지고 있다. 희미하게 꺼져가는 빛이라도 그 빛은 누군가에게 등불이 될 수 있다. 와상 상태인 노인도 주변을 관찰하고 가족의 기분을 알아채고 위로할 수 있다. 관계란 존재하는 것, 이어지는 것, 서로 배우고 지지하는 연결이다. 앞의 사례들은 본인을 위해서도, 일손이 부족한 지역사회를 위해서도 도움이 되지만 무엇보다 '치매=아무것도 할 수 없는 상태'라는 우리의 고정관념을 깨뜨리는 효과가 가장 크다.

최대한 오래 나다움을 유지하도록

어떤 사람들은 도움이 필요한데도 사회복지사나 이웃들의 방문을 거부한다. 도움받기를 강요하는 경우가 많기 때문이다. 이렇게 비위생적인 환경에서 살면 안 된다거나, 식사는 세 끼를 잘 챙겨 먹어야 한다 등의 자신들의 기준을 들이대기도 한다. 반대로 정말 필요로 하는 것을 놓치거나 그다지 필요하지 않는 도움을 주는 식으로 당사자를 앞질러 버린다.

도움을 줄 때 잊지 말아야 할 것은 당사자에게 자신의 일을 해결할 능력이 있다는 점이다. 그래서 강조되는 것이 자립 지원이다. 살아가는 힘을 스스로 끄집어 내도록 기다리는 것, 자신의 일에 대해 스스로 결정할 수 있도록 지원하는 것, 각자가 끝까지 자신 삶의 주인공으로 살아가도록 돕는 것이 자립 지원이다.

우리는 오랫동안 노인을 무조건 도움이 필요한 사람으로 분류해 왔다. 이런 의존적인 노인상은 오히려 노년기 삶의 의미를 폄하하고 이들이 차별받게 하는 배경이 됐다. 치매환자면 혼자 살 수 없으니까 요양시설에 가야 하는 것이 아니라, '치매에 걸렸다 할지라도, 어떻게 하면 원하는 형태로 살아가도록 도울 수 있을까?'를 생각해야 한다. 예를 들어 혼자서 식사를 준비하지 못하는 경우, 도시락을 배달할 수 있고 건강관리가 필요한 경우에는 간호사가 방문할 수 있다.

그런데 혼자 사는 사람이 스스로를 돌보려면 자신만의 삶의 의미가 있어야 한다. 사지가 멀쩡해도 무기력하게 살아가는 사람이 있는가 하면 입에 붓을 물고서라도 그림을 그리는 구족화가, 식당을 운영하면서도 배곯는 아이들이 없도록 무료 배식을 하는 이들, 암 투병을 하면서도 다른 환자를 돕기 위해 기부금을 모으는 사람들, 그러면서도 이름보다는 마음이 더 중요하다며 기명이 아닌 익명으로 기부하는 사람들이 있다. 살아야 할 목적, 좋아하는 일과 목표가 있다면 사람은 없는 힘까지 끌어내기 마련이다. 이는 주변 사람들의 관심과 감정 교류로 이뤄지는 경우가 많다.

교토신용금고에서는 매달 한 명씩 지역 치매 노인들의 소원을 들어주는 행사를 연다. 치매에 걸려도 여전히 여행하고 싶고, 등산하고 싶고, 운동을 즐기고 싶어 한다. 이 프로그램에 신청한 치매 노인 L은 사별한 남편과 함께 신혼여행을 갔던 큐슈의 온천을 다시 방문하고 싶어 했다. 하지만 대중교통을 이용해서 그 먼 곳까지 혼자 가는 것은 어려워 보였다. 교토신용금고에서는 직원들의 신청을 받아 그녀와 동행하는 여행 프로그램을 만들었다. 회사가 경비를 대고 신청한 직원이 L의 동반자로 온천 나들이를 다녀온 것이다. 2박 3일 여행하는 동안 30대 여직원은 L을 어머니처럼 대했고 돌아온 뒤에도 연락을 주고받게 됐다.

도움을 주기란 쉽다. 하지만 먼저 그 사람을 바라봐야 한다. 지금 무엇을 하려고 하는지, 뭘 원하는 것인지를 살펴본 다음에야 저 사람이 스스로 할 수 있는지, 도움이 필요한지를 가늠해야 한다. 치매인이 가진 잔존 역량을 최대한 이끌어 내면서, 적기에 모자라지도 넘치지도 않는 도움을 제공해야 한다. 이른바 '앞지르지 않는 돌봄'은 그 사람의 역량을 발견하고 믿는 것이다. 노인이 되고 치매나 장애가 생기더라도 자기다운 방식이 있다는 점, 그 사람이 간직한 삶의 의미가 있다는 점을 알도록 하자. 돕는다는 이유로 오히려 그 사람에게서 삶의 의미를 빼앗지 말아야 한다.

38

끝까지 자신의 일에
목소리 낼 수 있는 삶

　치매에 걸려서도 모임에 참석하는 등 일상생활을 계속하는 것은 가장 좋은 치료법이다. 이것이 가능하도록 사람들의 인식과 협조, 환경을 만드는 것이 많은 예산을 사용하는 국가사업보다 더 효과적일 수 있다.

　치매인의 사회 활동 지원을 생각할 때 짚어볼 문제가 바로 운전이다. 치매 진단을 받으면 운전면허증을 반납할 것이 요구된다. 시공간 지남력이 떨어진 상태로 운전하면 사고가 나기 쉽기 때문이다. 사고가 나면 본인뿐만 아니라 애꿎은 타인까지 위험에 빠뜨리기에 치매인의 운전은 사회적 관심을 받는 주제다.

　국내에서는 치매인의 운전과 관련해 75세 이상 고령자에게 운전면허 갱신 시 치매 검사를 받게 해 제한을 둔다. 다만 치매 진단을 받더라도 운전을 그만두게 할 강제성은 없다. 경증인 치매인 가운데에는 생업을 계속하기 위해 운전대를 놓지 않으려는 경우가 적지 않다. 특히나 대중교통이 발달하지 않은 시골에서 운전을 그만두는 것은 모든 생활이 멈추는 것이나 다름없다. 그래서 운전을 포기하느니 차라리 치매 진단을 받지 않는 쪽을 선택한다.

대만의 수필가 룽잉타이龍應台는 수필집 《눈으로 하는 작별》에서 본인의 아버지가 운전면허증과 차 키를 포기하는 과정을 그렸다. 그녀와 가족들은 여든이 넘는 아버지가 매일 자동차를 몰고 다니면서 크고 작은 사고를 일으키는 바람에 마음을 졸였는데, 결국 대형 사고가 난 것이다.

아버지는 그제서야 자동차 키와 운전면허증을 내놓는다. 그녀는 아버지의 상실감을 이해하지 못한 채, 아무리 먼 거리라도 300만 원은 나오지 않을 것이라며 외출할 때는 택시를 부르라고 타이른다. 아버지는 아무 대답도 하지 않았지만 가족들은 아버지를 무장해제시켰다며 안심한다. 그런데 평생 근검절약하며 살아온 아버지는 그날 이후 문 밖 출입을 하지 않게 된다.

이 일화에서 드러난 것처럼 그동안 우리는 안전을 강조해 왔지만, 운전을 그만뒀을 때 치매인이 겪는 상실감과 이동권의 제한에 대해서는 제대로 고민한 적이 없다. 치매환자들은 운전을 자신의 독립성, 정체성과 연관 짓기 때문에 갑자기 운전을 중단하는 것은 이들의 이동, 생활, 건강에 부정적인 영향을 미친다. 운전을 그만둔 뒤 인지기능이 더 빠르게 저하하고, 우울증이 증가했으며, 3년 이내 사망률도 증가했다는 보고도 있다.

치매환자의 운전 중단은 돌보는 가족이나 간병인에게도 영향을 미친다. 가족들은 환자가 운전을 중단하면서 이들의 이동을 책임져야 할 뿐만 아니라 한결같이 치매 증상이 더욱 나빠져 간병하기가 더 힘들어졌다고 말한다. 치매 노인의 사회 참여를 지원하기 위해서는 다양한 방안이 의논돼야 할 것이다.

치매환자라도 운전을 할 수 있으려면

나이가 많다는 이유로, 치매라는 이유로 단번에 운전을 그만두게 하는 것이 타당한지에 대해서도 논의가 필요하다. 그 사람의 운전 능력과 위험 정도를 면밀히 평가해 위험이 실재하는 경우 중단시켜야 한다. 운전 중단을 결정하는 것은 진료실에서의 인지검사가 아니라, 그 사람의 운전 능력을 보고 이뤄져야 하는 것이다.

운전 능력을 평가하는 데 기술을 활용하기도 한다. 예를 들어 자동차가 경로에서 벗어난다든지, 위험을 감지했을 때 브레이크를 잡는 속도 등을 면밀히 체크할 수 있는 장치를 자동차 안에 설치하고 위험이 크다고 평가될 때 운전에 제한을 두는 시도를 생각해 볼 만하다.

관련해 또 생각할 점은 면허증을 반납하는 과정이다. 치매인이 스스로 운전이 힘들다는 것을 느끼면서도 쉽게 운전대를 포기하지 않는 이유는 상실감 때문이다. 운전까지 못 하게 되면 정말 사회생활이 끝난다는 절박감도 있다. 그러니 나이 들었으니 운전을 포기하라고, 치매에 걸렸으니 아무것도 하지 않는 게 당연하다고 야단치듯이 말하기보다 운전을 멈췄을 때의 생활에 대해 대화하고 다양한 대안을 제시하는 편이 좋다.

오스트레일리아의 일부 주에서는 치매인의 운전과 관련해 원천 금지보다는 '5킬로 이내에서는 가능' '야간 운전은 금지' 등으로 조건부 허락을 하기도 한다. 그런 면에서 자율주행차의 등장은 노인과 치매인의 사회 참여를 도울 수 있는 기술적 해결책이 될 수 있겠다. 자율주행은 0~5까지의 단계가 있으며 단계가 높을수록 사람의 조작이 줄어든다. 우리나라는 〈도로교통법〉의 개정으로 고속도로 등 국·공도로에서 자율주행 4단계가 허용되고 있다.

일본 역시 인구가 감소하고 있는 중산간 지역을 중심으로 자율주행 차량이 대중교통으로 활용되는 등 자율주행 사례가 늘어나고 있다. 영국의 연구에서는 치매가 있는 사람이 자율주행차를 운전하면서 더 오래 운전할 수 있고 간병인들도 자율주행이 도움이 된다고 응답했다.

소멸의 위기를 겪고 있는 지역사회에서 고령자, 치매 돌봄은 점점 한계에 도달하고 있지만, 향후 기술과 결합해 해결책을 찾을 수도 있겠다. 물론 잊지 말아야 할 점은 언제나 주변 사람들의 관심이 있어야 이러한 방법이 자리잡을 수 있다는 것이다.

39

산책과 외출을
배회로 보지 않는 시선

치매인이 대중교통을 잘 이용할 수 있도록 돕는 일이나 물건을 계산할 때 키오스크를 사용하도록 돕는 것 등 사회기반시설의 개선이 필요하다. 하지만 인프라를 갖추는 것만으로는 부족하다. 언젠가 한 마트의 화장실에 들렀을 때의 일이다.

여자 화장실 문 앞에 할아버지 한 분이 엉거주춤하게 서 있었고 여자 화장실 안에는 휠체어가 놓여 있었다. 아마 휠체어를 탄 할머니가 볼일을 보러 들어간 사이 할아버지가 밖에서 기다리는 모양이었다.
청소부 아줌마가 도움을 주려고 따라 들어갔는데 할머니가 먼저 옷에 실례를 한 것 같았다. 할아버지가 불려 들어가 할머니를 붙들고 한탄

하는 소리가 옆 칸에까지 들려왔다. "아이고, 이 사람아. 왜 기저귀를 안 차고 나왔는가? 이러면 어떻게 하나?" 청소부 아줌마도 어쩔 줄 몰라 했다. "가서 옷이라도 하나 사 와야겠네." 샤워기가 없으니 씻기지도 못하고 갈아입힐 옷이 준비돼 있지도 않은, 정말 난감한 상황이었다. 사람들의 눈에 띄지 않게 살짝 빠져나오는데 억장 무너지는 당사자들의 마음과 달리 배변 냄새는 당당하기만 했다.

이날 어찌어찌 집으로 돌아간 할아버지는 다시는 할머니를 끌고 외출할 엄두를 내지 못할 것이다. 점차 두 사람만의 칩거가 시작되고 외부와 단절된 채 함께 서서히 무너지게 될 것이다. 낡고 쓸모없어진 모습을 보이기 싫어 친지들의 방문에 손사래 치고, 바쁜 자녀들에게 부담을 줄까 봐 아무 일 없다며 우기게 될 것이다. 두 사람만 남은 작은 섬은 점점 움츠러들다가 결국 돌보는 사람과 돌봄받는 사람이 함께 무너질지도 모른다.

도시가 스마트해지고 활기와 재미가 넘칠수록 치매나 장애를 가진 사람들은 외출이 어려워진다. 도시는 젊은이들의 것이기 때문이다. 장애를 이해하지 못하는 사회에서 노인과 치매인은 더 많은 제약을 경험하게 된다.

새벽녘에 복통을 호소해서 실려온 K는 응급실을 뒤집어 놨다. 고래고래 소리 지르며 당직 의사를 발로 차고 간호사의 얼굴을 할퀴는 등 심각한 상황이었다. 어쩔 수 없이 손발을 묶고 진정제를 놓았지만 이러한 조치는 환자의 상태를 더욱 나쁘게 했다.

치매환자인 K에게 응급실의 분위기와 의료진의 태도가 낯선 것이어서, 이런 반응은 어쩌면 당연한 것인지도 모른다.

미국 시애틀의 대학병원 응급실에서 근무하는 외과의 M은 응급환자를 이송하는 119 대원과 응급실 스태프들을 대상으로 치매 전문교육을 실시하고 있다. 노인 환자 중 치매환자가 적지 않은데, 치매가 있는 경우 주변에서 일어나는 일에 대한 판단이 크게 떨어진다.

응급 상황에서 환자를 병원으로 이송하는 경우만 해도 그렇다. 환자 입장에서 보면 한밤중에 낯선 사람들이 들이닥쳐 집 밖으로 끌어내는데 순순히 따르겠는가? 치매환자에게 상황을 차분히 설명하고, 구급대원의 복장 등 병원을 알리는 메시지를 강조하면서 협조를 구하는 것이 필요하다. M은 치매 전문교육을 받은 구급대원이 이송을 담당했을 때 환자의 협조가 증가했다고 설명한다.

외출이 치매환자에게 미치는 영향

일본에서는 집 근처에 과일이나 야채를 구매할 식료품점이 없는 경우, 치매 발병률이 달라진다는 연구가 있다. 특히 걸어서 갈 수 있는 거리인 500미터~1킬로 안에 가게가 없는 경우 치매 발병이 급속하게 높아졌다. 이 연관성은 성, 연령 등 치매 유병에 영향을 미치는 다른 조건들을 통제한 상태에서 나타난 것으로, 가게의 유무가 어떻게 치매에 영향을 미치는지 궁금하지 않을 수 없다.

사실 가게가 없더라도 살아가는 데는 지장이 없다. 필요한 생필품은 인터넷으로, 전화로 배달시키면 된다. 하지만 식료품을 구입하기 위해 가게까지 걸어가는 일 자체가 중요한 것이다. 자립생활을 하는 노인들에게는 식료품 구입이 기본적인 활동에 해당하는데, 가까운 곳에 식료품을 구입할 장소가 없다는 것은 외출을 할 동기가 크게 떨어진다는 것을 의미할 수 있다.

외출의 힘은 세다. 영국에서는 외로움에 대해 약물을 처방하는 대신 '모임에 참가할 것' '하루에 한 바퀴 동네 돌기' 등을 처방한다. 일본 노인학 평가JAGES 연구에서도 노인들이 치매에 걸리지 않으려면 최소한 일주일에 한 번은 외출해야 한다고 조언한다. 그런데 외출하고 생활을 계속하기 위해서는 주변 사람들의 도움이 필요하다. 영국 알츠하이머협회의 조사에 따르면, 치매환자의 약 80퍼센트가 쇼핑을 가장 좋아하는 활동으로 꼽았지만, 63퍼센트는 상점에서 쇼핑하는 것이 쉽지 않다고 보고했다. 이 때문에 응답자의 23퍼센트가 쇼핑을 포기했으며 28퍼센트는 외출 자체를 포기했다고 한다.

미국, 네덜란드 등 초고령국가에서는 공공부문뿐만 아니라 서비스 업종의 종사자를 대상으로 치매인을 대하는 방법을 교육한다. 돌봄 관련 일을 하는 사람들은 물론 금융권 종사자, 마을버스 기사, 치과

의사, 미용사 등 다양한 직업을 가진 사람들이 치매인 고객을 대하는 방법을 배우고 있다.

영국에서도 오래전부터 치매 친화적인 사회환경을 만드는 일을 추진해 왔다. 알츠하이머협회의 '나를 잊지 마세요$_{\text{forget-me-not}}$' 로고는 소매점, 음식점, 공공서비스 시설에서 쉽게 찾아볼 수 있다. 대표적으로 대규모 할인점인 테스코$_{\text{TESCO}}$는 일부 지점을 치매 친화 매장으로 지정하고 치매인이 쇼핑하기에 편리하도록 환경을 바꾸고 있다. 일반인의 쇼핑이 뜸한 낮에 쇼핑할 수 있도록 홍보하는 한편, 그 시간대에는 음악이나 호객하는 소리를 줄여 소음에 취약한 치매환자들이 편안히 매장을 둘러보도록 배려했다.

계산대에는 치매 교육을 받은 직원을 배치해 치매인들의 쇼핑을 돕기도 한다. 공간감각이 떨어지는 치매인들은 비닐봉지에 쇼핑한 물건을 담는 것이 어려울 때가 있다. 계산이 끝난 뒤 고객이 물건을 정리하는 것을 멀뚱하게 바라보는 대신 도움을 주는 것만으로도 계산 줄을 줄일 수 있다. 이런 시도가 지역의 단골을 확보하는 데 매우 효과적이라 테스코는 치매 친화 매장을 계속 넓혀가고 있다. 영국 알츠하이머협회의 조사에서는 치매환자의 80퍼센트가 치매 프렌들리$_{\text{friendly}}$ 상점으로 쇼핑 장소를 바꿨다고도 보고했다.

국내에서도 치매안심센터를 중심으로 치매 교육을 받은 치매 파트너가 양성되고 있다. 더 많은 사람이 치매에 대한 올바른 이해를 바탕으로 치매 친화적인 지역을 만드는 데 참여하는 것이 필요하다.

우리도 나이 들면 계산대 앞에서 멈칫거릴 날이 올지 모른다. 그때 나를 편하게 해줄 수 있는 건 최첨단 기술이 아니라, 그걸 이해하지 못해도 당황하지 않도록 배려한 환경이 아닐까?

치매 친화적인 환경디자인의 예

치매 친화적인 사회를 만드는 데는 물리적 환경을 바꾸는 일도 포함된다. 곳곳에 벤치가 있어 걷기 좋은 거리, 산책길과 자동차 도로가 구분돼 안전하게 다닐 수 있는 환경, 혼자 외출했다가 길을 잃더라도 쉽게 표지를 찾을 수 있는 환경디자인은 치매인이 살아가는 데 큰 도움이 될 수 있다. 반대로 획일화된 아파트 단지, 타고 내리기에 불편하고 사고가 나기 쉬운 대중교통, 옆집에 누가 사는지 신경 쓰지 않는 무관심, 이런 것들은 치매라는 문제를 개별화하며, 각자도생의 영역으로 만들고 만다.

최근에는 치매를 가진 사람이 공공시설이나 대중교통을 이용할 때를 대비해 무장애 시설로 바꾸는 노력도 이뤄지고 있다. 일반적으로 지하철, 공중화장실 등에서는 시설물의 안내를 위해 픽토그램을 사용하는 경우가 많은데, 똑같은 픽토그램이라고 해도 일반인과 치매인의 이해도는 다르다.

일본 후쿠오카시의 연구에 따르면 건강한 사람의 98.6퍼센트는 포크와 나이프로 이뤄진 표지판을 보고 식당인 것을 알아차리지만

일반적으로 쓰이는 시설물 안내 그림

식당　　남녀 화장실　　엘리베이터　　비상구　　출입 금지

치매인인 경우 72.1퍼센트만이 알아차렸다. 또 남자와 여자가 서 있는 그림을 보고 일반인들은 92.1퍼센트가 남녀화장실이라는 것을 이해한 반면 치매인은 35.4퍼센트만이 알아챘다. 엘리베이터는 일반인의 92.3퍼센트, 치매인 41.6퍼센트만이 이해했으며 비상구를 표시에서는 치매인은 28.9퍼센트, 출입 금지 안내는 고작 8.4퍼센트만이 알아차렸다. 재미있는 것은 변기 모양을 보고 화장실이라고 생각하는 치매인은 41.2퍼센트였지만 빨간 바탕에 '변소'라고 적힌 것을 보고 화장실이라고 생각하는 치매인은 52.9퍼센트였다고 한다.

조사를 주도했던 후쿠오카시는 치매 친화적인 환경 가이드라인을 만들고 공공시설을 바꾸고 있다. 공중화장실의 픽토그램을 크고 눈에 잘 뜨이게 바꾸는 한편, 화장실의 변기와 핸드레일은 벽과 바닥의 타일과 대조되는 색으로 바꿔 가시성을 높였다. 이런 공간 디자인은 개인 주거시설과 요양시설에서도 적극적으로 수용되고 있다.

후쿠오카시의 소규모 다기능 재가 요양시설 코우후관은 20여 명의 노인을 대상으로 다양한 형태의 장기요양 서비스를 제공한다. 일주일에 두 번은 자기 집에서 방문요양 서비스를 받고 다른 날에는 낮에 시설에 와 돌봄 서비스를 받는다. 가족이 휴가를 가거나 몸 상태가 좋지 않은 경우에는 숙박도 가능하다. 2년 전 오픈한 이곳은 외국의 언론이 취재를 올 정도로 유명해졌다. '집에서 기저귀를 차던 노인이 이곳에 와서 기저귀를 벗었다'라고 소문났기 때문이다.

방향감각이 떨어진 치매환자들은 집안에서도 화장실을 찾지 못하고 헤매게 된다. 급해서 현관이나 냉장고 옆에 용변을 보기도 한다. 이 때문에 실수하지 말라고 기저귀를 채우는데 기저귀를 차는 순간 사람은 무장해제돼 버린다.

코우후관에서는 혼자서 걸을 수만 있다면 기저귀를 하지 않도록 한다. 비결은 치매 친화적 실내디자인이다. 화장실 표시를 크게 하고 화장실 내의 벽지 색깔과 변기, 핸드레일의 색깔을 대비시켜 변기를 쉽게 인식하게 했다. 이런 변화만으로, 화장실을 찾지 못해 헤매다가 실수하는 사례가 크게 줄었다. 또 밤에도 자주 화장실을 가야 하는 고령자의 특성에 맞춰 야간용 간접조명을 설치하고, 빛반사가 되지 않도록 벽지 소재를 바꿨다. 환경은 치매 노인의 증상을 악화하기도 하고 완화하기도 한다.

언젠가는 나도 길을 헤매며 화장실을 찾지 못할지 모른다. 그때 누군가가 미리 마련해 둔 이런 환경 덕분에 조금 덜 당황하고, 덜 불편할 수 있다면 얼마나 고마울까. 치매 친화적인 공간 조성은 결국 미래의 나를 위한 준비이기도 하다.

40

나다움을 끼끼하는
사랑의 역할 알기

점점 더 많은 사람이 마지막까지 자신의 집에서 지내기를 원한다. 심지어는 치매 중증, 말기암의 상태에서도 병원이 아니라 집에서 마지막 시간을 보내고 싶어 한다. 이런 소망에 따라 최근에는 의료와 돌봄을 이용하는 형태도 많이 달라지고 있다. 예전에는 의사를 만나기 위해서는 아픈 몸을 이끌고 병원을 가야 했지만 이제는 의사가 환자를 만나러 집으로 온다.

장애와 치매가 있지만 오래 살았던 자신의 집에서 혼자 살아가려면 의료와 돌봄, 지역사회의 네트워킹이 필요하다. 정부에서는 〈의료·요양 등 지역 돌봄의 통합지원에 관한 법률(돌봄통합지원법)〉을 만들고 지역 기반의 돌봄을 준비하고 있다. 〈돌봄통합지원법〉을 계기로 의료, 요양, 돌봄 서비스 등이 통합적으로 제공되면서 치매 노인들도 지역사회에서 혼자 살아가는 것이 가능해질 전망이다.

90대 K는 치매인 데다 최근에 암 말기 진단을 받았다. 항암 치료를 시도해 봤지만 치매인 그는 자신이 받는 치료를 이해하지 못했기에 더욱 힘들었다. 항암 치료를 받기보다는 남은 시간은 집에서 가족과 함께 보내자고 의견이 모여 집으로 돌아왔다. 하지만 집으로 돌아오는 순간 가족들은 속수무책이 돼버렸다. 병원에서는 수시로 의사가 회진을 돌고 간호사가 방문했지만 집에서 곁을 지키는 가족들은 의료에 문외한이었기 때문이다.

적극적인 치료를 하지 않을 뿐 집에서도 수액 공급, 욕창 치료, 바이탈vital 관리 등의 의료와 돌봄이 필요하다. K의 가족은 부랴부랴 장기요양 등급을 받고 산소 포화기와 욕창 베드 등을 갖췄지만 불안이 완전히 가시지 않았다. 다행히 재택의료 제도가 있어서 의사가 한 달에 한 번, 간호사가 두 번 방문하는 식으로 집에서도 의료서비스를 받을 수 있다는 것을 알게 됐다. 또 가정 전문 간호 서비스를 신청하면 간호사가 집을 방문해서 수액주사를 놓거나 혈압, 혈당 체크 등을 하면서 환자를 안심시켜 준다.

가정전문 간호사 Y는 독거노인 P의 집을 방문해 기력이 쇠진한 그에게 영양수액을 놓았다. 수액이 다 들어가기까지 세 시간이 걸리지만 그에게 정해진 방문 시간은 30분에 불과하다. 대신 요양보호사에게 수액이 다 들어간 뒤 바늘 뽑는 방법을 알려주고 뒷일을 부탁한다.

P는 고혈압 약을 수년째 복용하고 있다. 몇 년 전 처방받은 약을 바꾸지 않고 계속 먹고 있는 것이다. 젊었을 때는 고혈압이 있었지만 지금은 오히려 저혈압이다. Y는 매일 P의 혈압을 측정한 데이터를 의사에게 보내 약을 줄이도록 부탁했다.

의사와 간호사, 요양보호사의 역할이 긴밀히 이뤄지면서 재가 노인의 건강과 생활이 더욱 안전해지는 것이다.

주변의 사랑으로 안정돼 가는 치매 노인들

단순히 의료-돌봄의 연계만 필요한 것이 아니다. 질병 예방과 건강 유지 외에도 생활하기 위해서는 많은 것이 필요하다. 비가 새는 지붕과 고장난 보일러 수리, 청소와 쓰레기 수거, 식사 준비와 영양 등 도움이 필요한 일들은 다양하다. 정부가 모든 것을 다 해줄 수는 없는 상황이다. 공적 서비스의 공백을 메우기 위해 갈수록 이웃의 역할이 중요해지고 있다. 또한 관심과 친절은 그 사람을 중심으로 이뤄져야 한다.

일본에는 하나의 중학교를 기준으로 하는 권역별 지역포괄지원센터가 있다. 한국으로 치면 주민센터의 노인·장애인 담당 부서, 치매안심센터, 보건소, 노인보호 전문기관의 기능을 모아놓은 곳이다. 2012년에 만들어진 지역포괄지원센터는 노인들이 장애나 치매에 걸리지 않도록 예방 활동을 주로 하며, 치매에 대한 정보 제공 및 인식개선, 노인들의 권익 옹호를 위한 활동을 한다. 개호보험(우리나라의 장기요양보험)을 이용하기 전 단계에서 필요한 지원을 한다. 최근에는 '무엇이든지 궁금한 점은 이곳으로'라는 모토로 다양한 상담도 하고 있다.

도쿄, 오사카, 센다이 등의 지역포괄지원센터를 방문해 돌아봤을 때, 상담 내용은 치매 관련 문의와 지원 요청이 가장 많았다고 했다. 최근에는 치매 노인의 쓰레기 처리, 가족의 사망 이후 뒤처리, 반려동물 관리, 이웃과의 갈등 등 생활 관련 문의가 늘어나고 있다. 혼자 생활하면서 거동이 불편한 치매인이 늘어났기 때문일 것이다. 이웃에 사는 치매에 걸린 할아버지가 며칠째 보이지 않는다는 연락이 들어와서 직원들이 가정 방문을 한 적도 있다고 한다.

치매인이 직접 요청하는 경우도 적지 않다. '취미 생활을 계속하고 싶다' '일을 하고 싶다' '반려동물 때문에 요양시설에 입소하기를 원치 않는다' '근처의 슈퍼가 문을 닫아서 쇼핑할 수가 없다' '남편의 성묘를 하러 가고 싶다' '돈이 없어서 죽은 뒤의 장례가 걱정된다' 등 사소한 문제에서 센터에서 해결하기 어려운 문제까지 다양하다.

지역포괄지원센터는 이런 요청이 지역 내에서 해결될 수 있도록 조정자 역할을 한다. 한 사람의 문제를 해결하기 위해서는 의사도 필요하고, 지역 활동가도 필요하다. 협력의 출발점은 서로가 누구인지, 실력이 어떠한지, 의도는 무엇인지 아는 것이다. 지역을 중심으로 다양한 직무의 전문가가 모여 사례 관리 회의와 스터디 모임을 여는 것도 협력을 위한 움직임이다.

지역에 어떤 자원이 있고 이를 어떻게 연결할지를 논의하는 것도 중요하다. 센터에서 직접 문제를 해결하기도 하지만 도움을 제공할 수 없을 때는 지역 내 자원들을 연계해 도움이 필요한 사람과 연결해 준다. 다만 이런 지원과 연계의 핵심은 당사자가 스스로 문제를 해결하도록 하는 것이다. 오무타시 지역포괄지원센터 직원인 T가 들려준 일화다.

경증 치매를 가진 K는 인근의 유명한 온천에 놀러 가본 적이 없다며 "죽기 전에 미카와온천에 가보고 싶어"라고 말했다. T는 '함께 가자'고 했지만 직접 돕기보다는 K 스스로 계획을 세우고 준비하도록 안내했다. 교통비와 온천 입장료, 식사비 정도는 본인이 준비해야 한다는 점을 이야기했고, 무직인 K가 그 돈을 벌 수 있도록 지역 식당의 아르바이트 자리를 주선했다. 자신이 번 돈으로 온천 여행을 다녀온 K는 자신감이 생겨 이전보다 더 적극적으로 사회생활을 해나갈 수 있게 됐다. 물론 일자리를 주선하고 그가 실수 없이 그 일을 해내도록 조언을 하고, 대중교통을 이용해 여행할 수 있게 하는 과정에 T의 도움이 있었다.

지역의 통합 돌봄이 제대로 이뤄지려면 공공기관, 의료종사자, 장기요양기관 간의 연계만으로는 부족하다. 미국의 도시계획가이자 사회운동가인 제인 제이콥스Jane Jacobs가 언급한 '거리 위의 눈eyes on the street'을 떠올려 보자. 이 개념은 원래 거리에 지켜보는 눈이 많을수록, 사람들이 행동을 스스로 규제하게 되고 이로써 범죄가 감소하는 현상을 강조한 말이다.

이웃의 눈이 있다면 치매 노인 실종 사건도, 고독사도 줄어들 것이다. 우유 배달 아저씨와 야쿠르트 아줌마, 전기 가스 검침 요원, 집배원 등은 동네마다, 골목마다 독거노인의 수호천사가 될 수 있다.

이런 노력들은 치매에 걸린 누군가만을 위한 일이 아니다. 나도 부모님의 돌봄을 걱정하게 될 수 있고, 내 배우자나 형제자매가 치매 진단을 받을지도 모른다. 내가 먼저 기억을 잃기 시작할 수도 있다. 그때 병원 진료만으로는 해결되지 않는 식사 준비, 집안일, 대중교통 이용, 취미생활 등에 대한 어려움이 나와 가족에게 얼마나 큰 짐이 되는지 직접 마주하게 될 것이다. 치매에 대한 부정적인 생각을 바꾸고 주변의 치매 노인들에게 관심을 가지는 것. 이는 남을 돕는 일이자, 미래의 내 삶, 내 가족의 삶을 지키는 일과 다르지 않다.

나가는 글

모든 노인의 표정이
밝아지는 세상을 바라며

책을 다 읽은 독자들은 무엇을 생각할까? 치매에 대한 두려움을 조금이라도 덜어낼 수 있었기를 바란다. 그리고 각자에게 치매가 어떤 의미인지를 생각할 수 있었으면 좋겠다.

나는 치매에 대해 처음 알게 됐을 때, 맹렬한 호기심을 느꼈다. 자신의 기억을 잃어버린다고? 성인이 어린아이의 상태로 돌아간다고? 치매를 연구하는 많은 학자 역시 치매에 대해 단순한 지적 호기심 이상의 깊은 감정을 가지고 있으리라 본다. 왜냐하면, 인생의 마지막 통과의례인 치매는 개인의 생애사라는 측면에서도, 사회의 윤리적 기준을 묻는 차원에서도, 인생의 의미를 묻는 철학적 질문으로서도 너무나 흥미로운 주제이기 때문이다.

도대체 치매는 왜 있을 것일까? 모든 생명현상에는 목적이 있다고 한다. 치매에도 분명 기능적인 부분이 있을 것이다. 인지기능이 저하하면서 삶에 대한 미련이 옅어지며 죽음을 좀 더 쉽게 받아들이게 된다는 설명이 있다. 치매는 인간의 도덕적 책무를 환기시키고, 가족과 가까운 사람과의 이별을 준비하는 시간으로 작용할 수도 있다. 그렇기 때문에 치매 돌봄이 원망과 한숨, 비난으로 점철되지 않았으면 좋겠다.

치매와 노인 돌봄에서 가장 중요한 것은 상대방에 대한 사랑이다. 인간은 서로를 돌보는 존재다. 가족 돌봄이 사회적 돌봄이 되고, 제도화가 되면서 우리는 돌봄이 전문적인 일이 되는 것을 목격했다. 가족이 사랑으로 돌보지만 더 이상 가족이 할 수 없는 단계가 있다. 이때에는 전문적인 돌봄을 받을 수 있는 시설로 옮기는 것을 권유한다. 그런데, 가족들은 치매 노인을 시설로 모시는 것에 대해 큰 죄책감을 갖고 있다. 시설에서는 개인의 존엄과 자율성이 빼앗긴다고 생각하기 때문이다.

그동안 많은 요양시설을 둘러본 경험으로 볼 때, 한국의 시설들도 높은 수준의 서비스를 제공한다고 말할 수 있다. 1인당 사용 면적, 요양보호사의 배치 기준, 학대를 방지하기 위해 방마다 설치된 CCTV 등, 요양시설은 높은 기준을 달성해야 한다. 하지만 숫자로 이뤄지는 평가가 전부는 아니다. 시설에서 생활하는 노인들이 주체성과 사람다움을 누리고 있는지 묻는다면 쉽게 답하기 어렵다.

사람중심케어의 기준에서 볼 때 한국의 시설은 여전히 부족한 측면이 있다. 사람에 대한 존중, 노년과 장애에 대한 포용이 부족한 데다, 돌봄의 문화가 규제 중심, 관리적인 행태를 띠기 때문이다. 요양시설에서는 치매를 가진 사람에게 어떤 욕구가 있는지를 파악하고 이를 지지하는 일보다 행정적인 업무에 더 매달리는 실정이다.

이 책은 사람중심케어를 설명하고 좋은 돌봄이 어떤 것인지를 설명하는 데 많은 부분을 할애했다. 이를 통해 독자들이 치매 케어와 좋은 요양시설에 대해 기준을 세울 수 있기를 바라서이다. 가족과 당사자가 좋은 돌봄에 대한 기준을 갖고 선택할 때, 시설도 바뀔 것이기 때문이다.

2018년 영국에서 사람중심케어를 접한 뒤, 한국에서 이를 소개하는 일을 하고 있다. 동료들과 함께 사람중심케어 실천네트워크를 만들고 세미나와 교육 프로그램을 통해 사람중심케어를 소개하며 현장 종사자들을 교육하고 있다. 이들은 사람중심 기반의 노인 간호, 커뮤니케이션, 다양한 중재 방법을 배우면서 돌봄 역량을 기르고 있다. 또 좋은 시설들을 방문하면서 서로 배우는 기회를 갖고 있다. 이를 통해 점점 더 많은 기적이 만들어지고 있다. 이 과정에서 24시간 돌봄이 필요한 중증 환자도 존엄한 존재임을 느낄 수 있었다. 사람중심케어를 실천했을 때 그 사람의 신체에 생명의 리듬이 돌아오고 표정이 살아나는 것을 목격했다.

그런 점에서 이 책은 온전히 혼자서 쓴 책이 아니다. 이 책이 나오기까지 PCC를 함께 공부하고 실천해 온 PCC 실천네트워크의 멤버들에게 감사를 드린다. 출판을 해주신 샘터출판사와 편집자에게도 감사드린다. 책을 쓴다는 이유로 함께 시간을 보내지 못했던 나의 귀중한 가족에게도 감사드린다.

부록 1

40대 이상은 지나치면 안 될 치매 의심 징후

---

01. 과거의 일은 잘 기억하지만, 최근 사건이나 일정을 반복적으로 잊는 경우

- "내가 오늘 아침 약을 먹었나?" 하고 하루에도 여러 번 생각하며 약통을 계속 확인함
- 중요한 날짜를 잊어버림
- 자기가 놔둔 물건을 찾지 못함
- 같은 질문이나 이야기를 반복해서 함
- 약속을 하고서 자주 잊어버림
- 물건을 가지러 갔다가 잊어버리고 그냥 옴
- 대화 중 내용이 이해되지 않아서 반복해서 물어봄

잠깐! 이런 증상은 **나이** 때문일 수도 있어요
 · 이름이나 행사 등에 대해 기억하지 못하다가 나중에 기억해 냄

02. 익숙한 일을 수행하기 어려워질 때

- 이전에 잘 다루던 기구(세탁기, 경운기, 핸드폰 등)의 사용이 서툴러짐
- 밥을 짓거나 식사를 준비할 때 태우는 일이 늘어남
- 예전에 비해 방이나 집 안의 정리정돈을 하지 못함
- 상황에 맞게 옷을 선택해 입지 못함
- 간단한 계산이나 돈 관리에 혼란을 겪음
- 공과금 납부일을 잊고 자꾸 연체하는 일이 생김

잠깐! 이런 증상은 **나이** 때문일 수도 있어요
- 시력이 좋지 않거나 청력이 떨어져서 평소 하던 일을 하기 어려워짐

03. 의복이나 자기 단장이 안 될 때

- 속옷이나 옷이 더러워져도 갈아입지 않으려고 함
- 운동능력이 저하되면서 균형을 못 잡거나 자주 넘어짐
- 응급실에 가는 횟수가 크게 늘어남

잠깐! 이런 증상은 **나이** 때문일 수도 있어요
- 시력이 좋지 않아 옷이 더러워진 것을 알아차리지 못함

04. 시간·장소 지남력이 떨어지는 경우

- 오늘 날짜 요일을 잘 모름
- 익숙한 장소나 길에서 자주 헤맴
- 아파트 엘리베이터를 타고는 몇 층인지 헷갈려 엉뚱한 층에 내림
- 아파트 현관의 비밀번호를 잊어버림
- 혼자서 대중교통을 이용해 목적지에 찾아가기 힘듦

잠깐! 이런 증상은 **나이** 때문일 수도 있어요
- 매일 변화가 없는 생활을 하기 때문에 날짜를 기억할 필요가 없음
- 질병 등으로 거의 외출을 하지 않아 대중교통 이용하는 것이 익숙하지 않음

05. 언어유창성·커뮤니케이션능력 저하

- "저… 그… 그거 있잖아" "뭐더라… 어… 그거 말이야" "TV 옆에 있는 거…"처럼 일상적인 단어조차 말하지 못하며, 자주 말문이 막힘
- 이야기 중에 주제를 잊고 딴소리를 하거나 말을 잇지 못함
- 이전보다 말수가 줄고 대화를 피하거나 이야기에 관심이 줄었음

잠깐! 이런 증상은 **나이** 때문일 수도 있어요
- 노인성 우울로 인해 대화에 흥미를 잃음

06. 성격이나 감정 변화가 뚜렷하게 나타날 때

- 원래는 온화하고 사교적인 성격이었는데, 최근 의심이 많아지고 화를 자주 냄
- 누가 자기 물건을 훔쳤다며 가족들을 의심함
- 공격적인 말투를 사용함

잠깐! 이런 증상은 나이 때문일 수도 있어요
- 평소에도 무뚝뚝하거나 공격적인 성향이 있었지만 사회생활을 하면서 이를 자제해 옴

07. 사회 활동이 어려워질 때

- 스스로 결정하기가 어려워지며 과도하게 타인에게 의존하려는 경향이 생김
- 실수에 대한 두려움, 타인과의 대화 어려움 등으로 스스로를 고립시키는 경향이 생김

잠깐! 이런 증상은 나이 때문일 수도 있어요
- 노인이 돼 자신감을 잃어서 그럴 수 있음
- 평생 배우자나 다른 가족이 대신 해줘 의존하는 성향이 있음

부록 2

알아두면 좋을
국내 사람중심케어 실천 기관

PCC 실천네트워크의 추천이며, 대표의 이념, 운영 상황, 어르신들의 생활을 듣고 확인한 시설에 국한했다. 건강보험공단의 시설 등급과 관계가 없으며 여기 적지 않았더라도 좋은 평가를 받는 시설은 더 많이 있다. 자세한 내용은 PCC 실천네트워크의 홈페이지(pccnetwork.co.kr)를 참조하기 바란다.

서울·경기

동명노인복지센터
주소 서울특별시 관악구 봉천로23라길 15
홈페이지 dmsenior.or.kr

가족 같은 분위기의 준유니트형 생활시설. 24시간 시트를 통한 개별 케어를 실시함.

함춘너싱홈
주소 경기 용인시 기흥구 구성로279번길 3-36
홈페이지 blog.naver.com/ngg8479

중증 어르신도 전문 간호와 기능훈련을 통해 자립 생활을 지향함. 케어자가 여유를 갖고 어르신과 소통하는 거북이 케어를 강조함.

용인해바라기요양원(공동생활가정)

주소 경기 용인시 처인구 양지면 대대리 259-3
홈페이지 blog.naver.com/hachanho

넓은 대지와 자연환경을 갖춤. 치매 카페를 통한 지역사회 연계 케어가 이뤄지며 입주자의 생애사와 개성을 이해하는 전인적 케어를 지향함.

강화도 성안나의집

주소 인천광역시 강화군 길상면 전등사로 7
홈페이지 oldanna.or.kr

다양한 프로그램과 의료·재활에 역점을 둠. 자원봉사자를 통한 지역연계 돌봄을 실시함.

그린힐요양원

주소 경기도 광주시 탄벌길 108
홈페이지 nhgh.co.kr

질병 관리와 욕창 치료 등 전문 간호 실시. 자연 친화적인 환경을 통한 치유. 가족과의 소통을 강조함.

충청·대전

해피엔젤노인요양센터(대전 대동점)

주소 대전광역시 동구 계족로 184-38
홈페이지 happyangel.co.kr

PCC 연구기관으로 치매 노인과의 커뮤니케이션 방법을 개발함. 의료 필요도가 높은 노인들도 입소할 수 있도록 전문요양실을 운영함.

쌘뽈요양원

주소 충남 논산시 은진면 탑정로 265-30
홈페이지 spyoyangwon.org

샬트르성바오로 수녀회 운영. 어르신과 직원의 행복공동체 지향. 넓은 정원과 예배당 등 우수한 환경과 자원봉사자 활용. 절기에 따른 다양한 행사을 엶.

주빌리너싱홈

주소 충남 논산시 벌곡면 대둔로 1159-3
홈페이지 jubileelove.com

의료와 요양을 통합한 전인적 케어를 실시함. 넓고 자연 친화적인 환경. 인근 간호대학의 실습생, 지역사회 봉사단체 등과 적극적으로 연계함.

박종림너싱홈요양원

주소 충북 청주시 흥덕구 신성로 108번길7 청주시 흥덕구 신성로 108번길 9
홈페이지 pjlnh.co.kr

내 집 같은 안락감을 강조하며 체계적이며 모범적으로 운영됨. 질 높은 맞춤식 노인전문간호 및 요양서비스를 제공함.

경상도

효은복지원

주소 경남 통영시 미수동 599번지 미수로 76-31
홈페이지 hyoeun.or.kr/bbs/board.php?bo_table=16

물리치료·영양·간호·요양·사회복지의 팀워크 강조, 매일 사례관리 실시로 어르신들의 변화에 민감하게 대처함. 탈기저귀·탈억제를 지향함.

창녕군치매전담요양원
주소 경남 창녕군 대합면 평지퇴산로 53-2
홈페이지 xn--6e0bw7ev9a77nbwpnnbbml3f4zocof.com/index01.html

창녕군노인전문요양원
주소 경남 창녕군 부곡면 수성길 103
홈페이지 xn--6e0bw7ebdz74bp4mnobbmh7b99az6x.com/index01.html

두 곳 모두 국내 최대 의료복지복합체인 희연그룹이 위탁 경영함. 존엄 케어와 PCC를 통해 전문적 케어를 실시하고 있으며, 신체 구속·욕창·낙상 제로를 지향함.

기장실버홈
주소 부산광역시 기장군 정관읍 곰내길 574
홈페이지 gjsilver.or.kr/main/main.php

1950년대 전쟁고아의 치료를 위해 장기려 박사가 세운 아동병원을 모태로 하는 요양원. 어르신과 직원이 함께 행복한 시설을 지향함. 체크리스트와 교육을 통한 인권존중케어를 중점으로 함.

효성노인건강센터
주소 부산광역시 기장군 장안읍 한골길 159-16
홈페이지 ihyosung.org

디지털요양원 시범 사업에 참가한 시설. 스마트 기저귀 개발 등 기술을 통한 좋은 돌봄을 지향함.

참고 자료

1장 늙고 아파도 나답게 살고 싶다

· 권용자(2023), 《보다, 읽다, 만나다》, 신촌책방
· 로라 카스텐슨(2017), 《길고 멋진 미래: 행복한 미래 준비하기》, 박영스토리
· 조지 베일런트(2010), 《행복의 조건: 하버드대학교·인생성장보고서》, 프런티어
· 크리스틴 브라이든(2005), 《치매와 함께 떠나는 여행》, 인터
· Behfar, Q., Richter, N., Kural, M., Clemens, A., Behfar, S. K., Folkerts, A. K., ... & Onur, O. A.(2023), Improved connectivity and cognition due to cognitive stimulation in Alzheimer's disease. Frontiers in aging neuroscience, 15, 1140975
· Butler, R. N.(1975), 《Why survive?: Being old in America》, Johns Hopkins University Press
· Cho, J., Martin, P., Poon, L. W., & Georgia Centenarian Study(2015), Successful aging and subjective well-being among oldest-old adults. The Gerontologist, 55(1), 132-143
· Doidge, N.(2007), 《The brain that changes itself: Stories of personal triumph from the frontiers of brain science》, Penguin
· Esty, K.(2019), 《Eightysomethings: A Practical Guide to Letting Go, Aging Well, and Finding Unexpected Happiness. Simon and Schuster》, Skyhorse Publishing
· Gubrium, J. F.(1987), Structuring and destructuring the coarse of illness: the Alzheimer's disease experience. Sociology of Health & Illness, 9(1), 1-24
· Harraan, D.(1955), Aging: a theory based on free radical and radiation chemistry
· Jopp, D. S., Park, M. K. S., Lehrfeld, J., & Paggi, M. E.(2016), Physical, cognitive, social and mental health in near-centenarians and centenarians living in New York City: findings from the Fordham Centenarian Study. BMC geriatrics, 16(1), 1
· Moreno-Jiménez, E. P., Flor-García, M., Terreros-Roncal, J., Rábano, A., Cafini, F., Pallas-Bazarra, N., ⋯ Llorens-Martín, M.(2019), Adult hippocampal neurogenesis is abundant in neurologically healthy subjects and drops sharply in patients with Alzheimer's disease. Nature Medicine, 25(4), 554-560
· Mroczek, D. K., & Kolarz, C. M.(1998), The effect of age on positive and negative affect: a developmental perspective on happiness. Journal of personality and social psychology, 75(5), 1333
· Nelson, T. D.(Ed.)(2004), 《Ageism: Stereotyping and prejudice against older persons》, MIT press

- Pornpattananangkul, N., Chowdhury, A., Feng, L., & Yu, R.(2019), Social discounting in the elderly: Senior citizens are good Samaritans to strangers. The Journals of Gerontology: Series B, 74(1), 52-58
- Regional Euthanasia Review Committees euthanasiecommissie.nl(2023), 〈Regional Euthanasia Review Committee Annual report〉, Regional Euthanasia Review Committees
- Shallcross, A. J., Ford, B. Q., Floerke, V. A., & Mauss, I. B.(2013), Getting better with age: the relationship between age, acceptance, and negative affect. Journal of personality and social psychology, 104(4), 734
- Vestergaard, S., Thinggaard, M., Jeune, B., Vaupel, J. W., McGue, M., & Christensen, K.(2015), Physical and mental decline and yet rather happy? A study of Danes aged 45 and older. Aging & mental health, 19(5), 400-408
- Zhang, J., Andreano, J., Dickerson, B. C., Touroutoglou, A., & Barrett, L. F.(2018), Preserved functional connectivity in the default mode and salience networks is associated with youthful memory in superaging. bioRxiv, 254193
- Dickerson, B. C., Touroutoglou, A., & Barrett, L. F.(2016, September 13), Clues to how 'super-agers' retain youthful memories. The Harvard Gazette, https://news.harvard.edu/gazette/story/2016/09/clues-to-how-super-agers-retain-youthful-memories/
- Jaffe, E.(2010, May 1), With age comes happiness—Here's why. Scientific American. https://www.scientificamerican.com/article/with-age-comes-happiness-here-s-why/
- Wildermuth, E.(2016, October 18), The curious outcomes of neurosurgery. Sapien Labs. from https://sapienlabs.org/lab-talk/the-curious-outcomes-of-neurosurgery/

2장 사랑은 치매도 멈추게 한다

- 히라카와 와타루(2020), 《치매의 간단진단과 치료》, 물고기숲
- 통계청(2024), 〈2023년 사망원인통계 결과〉, 통계청
- 2024 Alzheimer's disease facts and figures. Alzheimers Dement(2024 May), 20(5):3708-3821
- Almutairi, R., Sanogo, V., Diaby, K., Schmitt, M., & Fries, J.(2024), EE652 Budget Impact of Lecanemab for Alzheimer's Disease Patients Among Medicare Beneficiaries in the United States: A Subgroup Analysis. Value in Health, 27(12), S183-S184
- Barnes, L. L., Leurgans, S., Aggarwal, N. T., Shah, R. C., Arvanitakis, Z., James, B. D., ... & Schneider, J. A.(2015), Mixed pathology is more likely in black than white decedents with Alzheimer dementia. Neurology, 85(6), 528-534
- Clifford R. Jack, David M. Holtzman(2013), Biomarker Modeling of Alzheimer's Disease, Neuron, Volume 80, Issue 6, Pages 1347-1358

·Darwin, C., & Darwin, S. F.(1872), 《The expression of the emotions in man and animals(Vol. 3)》, London: John Murray

·Ford, T. C., Nibbs, R., & Crewther, D. P.(2017), Glutamate/GABA+ ratio is associated with the psychosocial domain of autistic and schizotypal traits. PloS one, 12(7), e0181961

·Fox, C., Lafortune, L., Boustani, M., Dening, T., Rait, G., & Brayne, C.(2013), Screening for dementia–is it a no brainer?. International journal of clinical practice, 67(11), 1076-1080

·Golde, T. E., DeKosky, S. T., & Galasko, D.(2018), Alzheimer's disease: the right drug, the right time. Science, 362(6420), 1250-1251

·Hampel, H., Hardy, J., Blennow, K., Chen, C., Perry, G., Kim, S. H., ... & Vergallo, A.(2021), The amyloid-β pathway in Alzheimer's disease. Molecular psychiatry, 26(10), 5481-5503

·Keenan, T. D., Goldacre, R., & Goldacre, M. J.(2015), Associations between primary open angle glaucoma, Alzheimer's disease and vascular dementia: record linkage study. British Journal of Ophthalmology, 99(4), 524-527

·Ivan Illich(1975), 《Medical Nemesis: The Expropriation of Health》, Pantheon Books

·Kim, J., Basak, J. M., & Holtzman, D. M.(2009), The role of apolipoprotein E in Alzheimer's disease. Neuron, 63(3), 287-303

·Kitwood, T(1997), 《Dementia Reconsidered: the Person Comes First》, Open University Press

·Kodesh, A., Levav, I., & Levine, S. Z.(2019), Exposure to genocide and the risk of dementia. Journal of Traumatic Stress, 32(4), 536-545

·Lei AA, Phang VWX, Lee YZ, Kow ASF, Tham CL, Ho Y-C, Lee MT(2025), Chronic Stress-Associated Depressive Disorders: The Impact of HPA Axis Dysregulation and Neuroinflammation on the Hippocampus—A Mini Review. International Journal of Molecular Sciences, 26(7):2940

·Livingston, G., Huntley, J., Liu, K. Y., Costafreda, S. G., Selbæk, G., Alladi, S., ... & Mukadam, N.(2024), Dementia prevention, intervention, and care: 2024 report of the Lancet standing Commission. The Lancet, 404(10452), 572-628

·Livingston, G., Huntley, J., Sommerlad, A., et al.(2020), Dementia prevention, intervention, and care: 2020 report of the Lancet Commission. The Lancet, 396(10248), 413-446

·National Institute on Aging(2023), 《What are the signs of Alzheimer's disease?》, U.S. Department of Health and Human Services

·Schacter, D. L., Gaesser, B., & Addis, D. R.(2013), Remembering the past and imagining the future in the elderly. Gerontology, 59(2), 143-151

- Sutin, A. R., Luchetti, M., Stephan, Y., & Terracciano, A.(2024), Purpose in life and cognitive performance and informant ratings of cognitive decline, affect, and activities. Journal of the International Neuropsychological Society, 30(3), 244-252
- Vernooij-Dassen, M., Moniz-Cook, E., Verhey, F., Chattat, R., Woods, B., Meiland, F., ... & de Vugt, M.(2021), Bridging the divide between biomedical and psychosocial approaches in dementia research: the 2019 INTERDEM manifesto. Aging & Mental Health, 25(2), 206-212
- Wang, Y. Y., Ge, Y. J., Tan, C. C., Cao, X. P., Tan, L., & Xu, W.(2021), The proportion of APOE4 carriers among non-demented individuals: a pooled analysis of 389,000 community-dwellers. Journal of Alzheimer's Disease, 81(3), 1331-1339
- Whelton, P. K., Carey, R. M., Aronow, W. S., et al.(2018), 2017 ACC/AHA guideline for the prevention, detection, evaluation, and management of high blood pressure in adults. Journal of the American College of Cardiology, 71(19), e127–e248
- 上田 聡(2019), 《在宅医療のリアル》, 幻冬舎出版社

3장 치매에 대한 준비는 빠를수록 좋다

- 대니얼 J. 레비틴(2020), 《석세스 에이징: 노화의 잠재력을 끌어올리는 뇌과학의 힘》, 와이즈베리
- 통계청(2024), 〈2024 통계로 보는 1인 가구〉, 통계청
- 한은정·황라일·이정석(2018), 〈장기요양 인정자의 사망 전 의료 및 요양서비스 이용 양상 분석〉, 《한국사회정책》 25(1), 99-123
- Jeon, S. Y., Yoo, S. H., Lee, J., Song, I. G., Kim, M. S., & Park, H. Y.(2024), End-of-life decision making in patients with advanced dementia: The perspectives of the korean general population and clinicians. Psychiatry Investigation, 21(10)
- Murai, T., Yamaguchi, T., Maki, Y., Isahai, M., Sato, A., Yamagami, T., Ura, C., Miyamae, F., Takahashi, R., Yamaguchi, H.(2016), Prevention of cognitive and physical decline by enjoyable walking-habituation program based on brain-activating rehabilitation. Geriatrics & Gerontology International, 16(6), 701-708
- Ling, Y., et al.(2023), Always night shift work had a higher risk of developing all-cause dementia and Alzheimer's disease. Journal of Neurology
- Sabat, S. R.(1994), Recognizing and working with remaining abilities: Toward improving the care of Alzheimer's disease sufferers. American Journal of Alzheimer's Care and Related Disorders & Research, 9(3), 8-16
- Sutin, A. R., Luchetti, M., Stephan, Y., Terracciano, A., & Aschwanden, D.(2022), Sense of meaning and purpose in life and risk of incident dementia: New data and meta-analysis. Archives of Gerontology and Geriatrics, 105(4), Article 104847
- Otsuka, R., Zhang, S., Ihira, H., Sawada, N., Inoue, M., Yamagishi, K., ... & Tsugane, S.(2023), Dietary diversity and risk of late-life disabling dementia in middle-aged

and older adults. Clinical Nutrition, 42(4), 541-549
- Snowdon, D. A.(2002), 《Aging with grace: What the Nun Study teaches us about leading longer, healthier, and more meaningful lives》, Bantam Books
- Verga, A, Giora, L, Zucconi, E, Ferini-Strambi, M, L(2019), The risk of neurodegeneration in REM sleep behavior disorder: A systematic review and meta-analysis of longitudinal studies. Sleep Med Rev. Feb;43:37-46
- Wang, Z. Z., et al.(2022), The relationship between shift work, night work, and dementia: A systematic evaluation and meta-analysis. Frontiers in Neurology
- 斉藤雅舞 近藤克則 尾島 俊之 等 2015 日本公衆衛生雑誌 62(3)
- 厚生労働省. (2018年4月). 認知症の人の「はたらく」のススメ~認知症とともに生きる人の社会参画と活躍~(平成29年度老人保健健康増進等事業成果物)
- Harvard Health Publishing.(May, 3, 2021), Sleep well — and reduce your risk of dementia and death, https://www.health.harvard.edu/blog/sleep-well-and-reduce-your-risk-of-dementia-and-death-2021050322508
- Youtube 'Alive Inside Film of Music and Memory Project-Henry's Story', https://www.youtube.com/watch?v=5FWn4JB2YLU
- Youtube 'Former Ballerina With Alzheimer's Performs 'Swan Lake' Dance', https://www.youtube.com/watch?v=IT_tW3EVDK8

4장 치매에 걸려도 가족과 함께할 수 있다

- 데이비드 브룩스(2020), 《두 번째 산: 삶은 '혼자'가 아닌 '함께'의 이야기다》, 부키
- 마르틴 부버 저(2001), 《나와 너》, 문예출판사
- 양난주(2018.6), 〈노인돌봄서비스 공급체계의 재검토〉, 한국노인복지학회 학술대회, 14-36
- Cantor, M. H.(1989), Social care: Family and community support systems. The Annals of the American Academy of Political and Social Science, 503(1), 99-112
- Daly, M.(2002), Care as a good for social policy. Journal of social policy, 31(2), 251-270
- da Silva, R. C. R., et al.(2021), Deficits in emotion processing in Alzheimer's disease. Frontiers in Psychiatry
- Havas, D. A., Glenberg, A. M., Gutowski, K. A., Lucarelli, M. J., & Davidson, R. J.(2010), Cosmetic use of botulinum toxin-A affects processing of emotional language. Psychological science, 21(7), 895-900
- Manninen, S. et al.(2017), Social laughter triggers endogenous opioid release in humans. Journal of Neuroscience, 37(25), 6125-6131
- Mayeroff, Milton(1971), 《On caring(Vol. 43)》, New York: Harper & Row
- McNelis, M., & Segrin, C.(2019), Insecure attachment predicts history of divorce, mar-

·riage, and current relationship status. Journal of Divorce & Remarriage, 60(5), 404-417

·Mehrabian, A.(2017), 《Nonverbal communication》, Routledge

·Noddings, N.(2015), 《Care ethics and virtue ethics. In The Routledge companion to virtue ethics》, Routledge

·Plutchik, R.(2001), The nature of emotions: Human emotions have deep evolutionary roots, a fact that may explain their complexity and provide tools for clinical practice. American Scientist, 89(4), 344–350.

·Post, S. G.(2001), Dementia care ethics. In Aging: Caring for Our Elders. 177-190. Dordrecht: Springer Netherlands.

·Tak, M.(2014), Transition and choice in residential long-term care for older people in England [PhD thesis]. Oxford University, UK.

·Vyas, A., & Chattarji, S.(2004). Modulation of different states of anxiety-like behavior by chronic stress. Behavioral neuroscience, 118(6), 1450.

·露木敏子, 紀司かおり, 浅井武, 中村純, 武田文(2021), 認知症家族の会における介護者の心理的状態過程とその長期的特性. 日老医誌, 58(2), 255–265

·藤野好美(2023), 《ナラティヴ・コミュニティ》としての当事者グループがもつ可能性と課題. 岩手県立大学, 発表番号3182

·虫明 元, 山口 晴保(2023), 《認知症ケアに活かすコミュニケーションの脳科学20講-人のつながりを支える脳のしくみ-》, 協同医書出版社

·マルコ・イアコボーニ(2011), 《'ミラーニューロンの発見—「物まね細胞」が明かす驚きの脳科学'(ハヤカワ・ノンフィクション文庫)》, ハヤカワ文庫

5장 누구나 걱정 없이 늙을 수 있어야 한다

·룽잉타이(2014), 《눈으로 하는 작별: 가족, 일상, 인생, 그리고 떠나보냄》, 양철북

·Alzheimer's Society(2013), 〈Dementia-friendly retail guide〉, Alzheimer's Society

·Alzheimer's Society(2016), 〈Becoming a dementia-friendly retailer: Apractical guide〉, Alzheimer's Society

·Dhana K, Beck T, Desai P, Wilson RS, Evans DA, Rajan KB(2023 Oct), Prevalence of Alzheimer's disease dementia in the 50 US states and 3142 counties: A population estimate using the 2020 bridged-race postcensal from the National Center for Health Statistics. Alzheimers Dement, 19(10):4388-4395

·Ding, M., Ek, S., Aho, E., Jönsson, L., Schmidt-Mende, K., & Modig, K.(2024), Prevalence of dementia diagnosis in Sweden by geographical region and sociodemographic subgroups: a nationwide observational study. The Lancet Regional Health–Europe, 45

- Fowler, J. H., & Christakis, N. A.(2008), Dynamic spread of happiness in a large social network: longitudinal analysis over 20 years in the Framingham Heart Study. Bmj, 337
- Fratiglioni, L., Wang, H. X., Ericsson, K., Maytan, M., & Winblad, B.(2000), Influence of social network on occurrence of dementia: a community-based longitudinal study. The lancet, 355(9212), 1315-1319
- Golde TE, DeKosky ST, Galasko D.(2018 Dec), Alzheimer's disease: The right drug, the right time. Science, 14;362(6420):1250-1251
- Helliwell(2013), Helliwell, J. F., Huang, H., & Wang, S.(2014), Social capital and well-being in times of crisis. Journal of Happiness Studies, 15(1), 145-162
- Jacobs, J.(1961), 《The Death and Life of Great American Cities》, Random House
- Kail, B. L., & Carr, D. C.(2020), More than selection effects: Volunteering is associated with benefits in cognitive functioning. The Journals of Gerontology: Series B, 75(8), 1741-1746
- Liddle, J., Tan, A., Liang, P., Bennett, S., Allen, S., Lie, D. C., & Pachana, N. A.(2016), "The biggest problem we've ever had to face": how families manage driving cessation with people with dementia. International Psychogeriatrics, 28(1), 109-122
- Musselwhite, C. B., & Shergold, I.(2013), Examining the process of driving cessation in later life. European Journal of Ageing, 10(2), 89-100
- Putnam, R. D.(1995), Bowling Alone: America's Declining Social Capital. Journal of Democracy, 6(1), 65-78
- Small, J. A., Geldart, K., Gutman, G., & Scott, M. A. C.(1998), The discourse of self in dementia. Ageing & Society, 18(3), 291-316
- Stout, C., Morrow, J., Brandt, E. N., & Wolf, S.(1964), Unusually Low Incidence of Death From Myocardial Infarction: Study of an Italian-American Community in Pennsylvania. JAMA, 188(845-849)
- Tani, Y., Suzuki, N., Fujiwara, T., Hanazato, M., & Kondo, K.(2019), Neighborhood food environment and dementia incidence: The Japan Gerontological Evaluation Study cohort survey. American Journal of Preventive Medicine, 56(3), 383-392
- 福岡市 保健福祉局 高齢社會部 認知症支援科(令和2年), 認知症の人にも優しいデザインの手引き, 福岡市
- 경찰청(2018년 9월 21일), "배회감지기 착용 시 실종 치매환자 평균 발견 시간 1.1시간… 일반환자는 11.8시간",《경향신문》, https://www.khan.co.kr/article/201809211641001
- Weeny38. (2023, May 4). [최근 제정된 일본의 '인지증기본법'_시작에서 끝까지 '사람중심이념'], naver blog, https://blog.naver.com/weeny38/223143571006
- Healthdirect Australia.(August 11, 2025), Dementia and driving, healthdirect, https://www.healthdirect.gov.au/dementia-and-driving